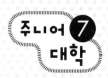
주니어 7
대학

글쓴이 | **예병일**

연세대학교 의과대학을 졸업하고, 같은 학교에서 C형 간염 바이러스의 분자생물학적 연구로
박사 학위를 받았다. 연세대학교 원주의과대학에서 16년간의 생화학 교수 생활을 거쳐
현재는 의학교육학과 교수로 재직하고 있다. 일반인들이 의학과 과학을 쉽게 만날 수 있도록 하는
일에 관심이 있으며, 이를 위해 개인 홈페이지(yeh.pe.kr)를 운영하고 있다.
저서로는 『앗! 우리 몸이 보여요』, 『의사를 꿈꾸는 어린이를 위한 놀라운 의학사』,
『의학사의 숨은 이야기』, 『현대 의학, 그 위대한 도전의 역사』, 『전쟁의 판도를 바꾼 전염병』,
『지못미 의예과』, 『의학, 인문으로 치료하다』, 『세상을 바꾼 전염병』 등이 있다. (biyeh@naver.com)

그린이 | **조경규**

만화가이자 그래픽디자이너로 살고 있다. 신나는 음악 들으면서 일하고, 가족과 둘러앉아
맛있는 음식 먹고, 드러누워 만화책 보는 게 큰 낙이다. 쓰고 그린 책으로 『오무라이스 잼잼』,
『차이니즈 봉봉 클럽』, 『팬더댄스』 등이 있고 그린 책으로 『예술가처럼 자아를 확장하는 법』,
『세종, 한글로 세상을 바꾸다』, 『귀신 잡는 방구 탐정』 등이 있다.

 줄기세포로 나를 다시 만든다고? | 의학

1판 1쇄 펴냄·2014년 1월 10일   1판 5쇄 펴냄·2020년 7월 15일

지은이        예병일
그린이        조경규
펴낸이        박상희
편집주간      박지은
기획·편집     이해선
디자인        오진경
펴낸곳        (주)비룡소
출판등록      1994.3.17.(제16-849호)
주소          06027 서울시 강남구 도산대로1길 62 강남출판문화센터 4층
전화          영업 02)515-2000  팩스 02)515-2007  편집 02)3443-4318,9
홈페이지      www.bir.co.kr
제품명        어린이용 반양장 도서
제조자명      (주)비룡소
제조국명      대한민국
사용연령      3세 이상

ISBN 978-89-491-5357-5 44510 · 978-89-491-5350-6 (세트)

이 도서의 국립중앙도서관 출판시도서목록(CIP)은 서지정보유통지원시스템 홈페이지(http://seoji.nl.go.kr)와
국가자료공동목록시스템(http://www.nl.go.kr/kolisnet)에서 이용하실 수 있습니다.(CIP제어번호: CIP2013028150)

# 줄기세포로 나를 다시 만든다고?

의학

예병일 글    조경규 그림

비룡소

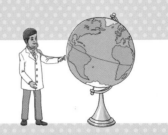

의학은 사람의 몸을 탐구함으로써 건강을 추구하는 학문입니다. 과거에는 의학을 가리켜 질병을 해결하기 위한 학문이라고도 했지만 이것은 옳은 표현이라 할 수 없습니다. 의학은 질병만을 다루는 학문이 아니기 때문입니다.

사람이 중년을 지나 장년으로 갈수록 이마에 주름살이 생기는 것은 정상일까요? 아니면 질병일까요? 나이가 들면서 노화에 의해 발생하는 신체의 변화를 정상적인 현상으로 볼 것인지, 이상이 생긴 것으로 볼 것인지, 건강에 대한 가치관에 따라 답이 나뉠 애매한 문제입니다. 그런데 의사가 하는 일도 질병을 치료해 주는 것 외에 보통 사람들이 더 건강한 삶을 영위할 수 있도록 도와주는 일을 포함하는 방향으로 광범위해졌습니다. 질병이 발생하기 전에 예방하는 것이 더 중요하기 때문입니다.

의사가 되기 위해서는 의과 대학이나 의학 전문 대학원에 진학하여 의학을 공부한 후 의사 국가 고시라는 시험에 합격해야 합니다. 그러나 이 시험을 통해 의사 면허를 얻은 사람들이 반드시 환자를 치료하는 임상 의사로 일하는 것은 아닙니다. 요즈음은 텔레비전을 비롯한 매스컴에서 의사 면허를 가진 기자들을 쉽게 볼 수 있습니다. 공무원이 되어 '어떻게 하면 사람들이 건강을 잘 유지할 수 있을 것인가' 고민하며 좋은 의료 정책을 펴기 위해 애쓰는 분들도 있습니다. 또 새로운 약이나 질병 치료법을 개발하기 위해 실험실에서 밤낮을 가리지 않고 일하는 의사도 있습니다. 물론 환자를 치료하는 임상 의사로 일하면서도 틈을 내어 의학 발전에 도움이 될 수 있는 연구를 하는 분들도 있습니다.

의학을 공부하면 임상 의사가 되어 환자의 고통을 해결해 줄 수 있다는 점에서 보람을 느낄 수 있고, 임상 의사가 아니더라도 의학이라는 전문 지식을 이용하여 다양한 분야에서 일할 수 있습니다. 그러므로 누구나 한 번쯤 꿈꾸어 봄 직한 학문이 바로 의학이라 할 수 있습니다.

이 책은 학문으로서 의학의 정체, 의학의 역사를 빛낸 사람들과 의학 발전에 도움이 된 사건을 소개함으로써 여러분에게 의사와 의학에 대한 관심을 불러일으키기 위해 쓰였습니다. 사람의 몸은 참으로 오묘하고도 신비스러우며, 이를 이해하기 위해 노력하는 것이 바로 의학이 할 일입니다. 이것은 결코 쉬운 일이 아니므로 열정을 지닌 젊은이들이 도전해야 할 일일 것입니다.

몸에 이상이 생겨 병원을 찾은 환자 한 명의 괴로움만 해결하는 것이 아니라 가장 근본적인 해결책을 찾기 위해 애쓴 분들의 생각과 노력을 이해하길 바랍니다. 그리하여 여러분이 의학을 공부해서 의학을 발전시킬 수 있는 다양한 아이디어를 실현하겠다는 생각을 품어 보기를 기대합니다. 그러면 우리나라의 의학이 한층 발전하고 우리가 건강한 삶을 누릴 수 있게 될 것입니다. 나아가 이렇게 얻은 지식을 이용하여 누리는 경제적 효과로 나라가 더 발전할 수 있게 될 것입니다. 의사를 꿈꾸는 여러분이 이 책을 읽고 그 꿈을 더욱 키워 준다면 필자에게는 더할 나위 없는 기쁨이 될 것입니다.

1부

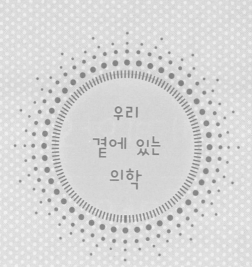

우리
곁에 있는
의학

# 01

정밀한

기계와도

같은

몸

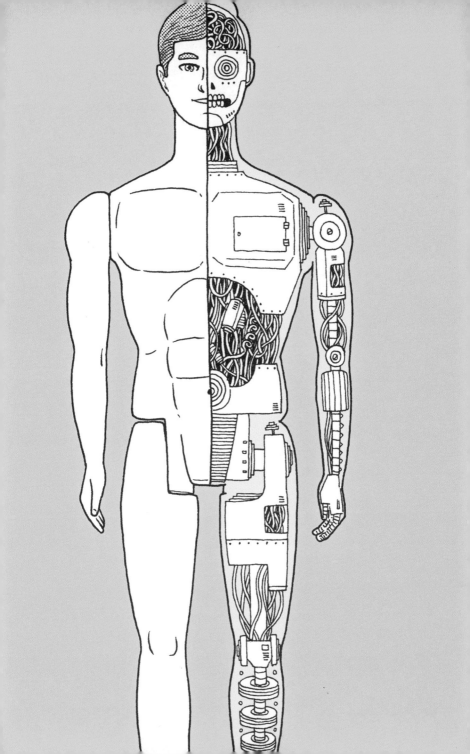

# 위에 뚫린

# 구멍

1822년 6월 6일, 미국 미시간 주 포트 매키낙에서 총기 오발 사고가 일어났습니다. "탕!" 하는 소리와 함께 발사된 총알이 마르탱이라는 청년의 옆구리를 뚫고 들어와 왼쪽 폐의 아랫부분을 통과한 후 위의 앞쪽에 구멍을 뚫으면서 몸을 관통해 버린 것입니다.

사고가 일어난 장소는 군인들이 주둔하고 있는 곳이었습니다. 마을 이름 앞에 붙은 '포트'는 요새라는 뜻이지요. 사고 소식을 듣고 군의관인 버몬트가 달려왔습니다. 그 지역의 군의관 중 유일하게 외과 시술을 할 수 있었으므로 가장 먼저 연락을 받은 것이지요. 그러나 통증을 느끼지 못하게 해 줄 마취제나 미생물 감염을 예방할 수 있는 항균제가 없었던 약 200년 전의 의사가 마르탱을 위해 할 수 있는 일은 별로 없었습니다.

버몬트는 마르탱의 상처 부위를 닦고, 달라붙은 옷 조각과 고름을 제거했지만 상처가 손바닥보다도 더 컸으므로 마르탱이 살아날 거라 예상하지 못했습니다. 단지 최선을 다해 상처 부위를 깨끗이 해서 이차 합병증과 같은 더 큰 문제를 막는 게 전부였지요. 한 가지 행운이 있었다면 상처 크기에 비해서 출혈이 심하지 않았다는 것입니다. 마르탱은 목숨을 잃을 것이라는 처음 예상과 다르게 서서히 회복되었습니다.

상처 부위는 점점 정상에 가까워졌지만 총알이 뚫은 위의 구멍은 완전히 아물지 않았습니다. 그래서 섭취한 음식물이 이 구멍을 통해 몸 밖으로 빠져나오는 일이 벌어지곤 했습니다. 다행히 손상된 위가 뒤늦게 재생되기 시작하면서 음식물이 빠져나오지 않게 되었지만 손상 부위가 완전히 닫히지는 않아서 마음만 먹으면 열 수 있는 뚜껑 같은 모양이 되었지요. 그러는 사이에 1년 이상의 세월이 흘렀고, 최선을 다한 의사 버몬트와 그를 따르는 환자 마르탱은 아주 가까워졌습니다.

그 무렵 버몬트는 마르탱의 상황을 이용하면 음식물이 위에서 소화되는 과정을 연구할 수 있겠다는 생각이 떠올랐습니다. 이때까지 사람의 소화 과정을 알아내기 위해서 시도한 방법은 구토를

주니어 대학

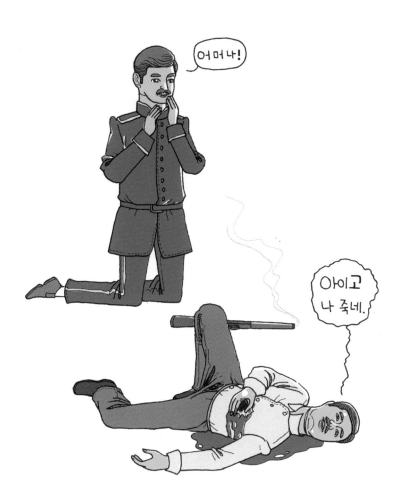

해서 입으로 올라온 용액에 음식물을 담그고 그 음식물이 어떻게 되는지를 관찰하는 것이었습니다. 실험을 통해 좋은 연구 결과를 얻으려면 실제 상황과 똑같은 환경을 만들어 놓고 실험해야 합니다. 그러나 구토할 때 올라온 용액은 사람의 위에 들어 있던 성분일 뿐 온도를 비롯한 환경 조건이 똑같지 않으므로 사람의 소화 과정을 알아내기에는 부족함이 많았습니다.

소화 과정을 연구해 보자는 버몬트의 제안에 동의한 마르탱은 1825년부터 1833년까지 네 번에 걸쳐 실험 대상이 되어 주었습니다. 버몬트는 마르탱의 위가 비었을 때와 음식물을 섭취했을 때 위액의 성분과 기능을 조사하여 위에 음식물이 들어 있을 때는 위액이 산성을 띠지만, 위가 비어 있는 상태에서는 산성이 아니라는 사실을 알아냈습니다. 구토할 때 목을 자극하는 기분 나쁜 느낌은 위액이 산성일 때 강하므로 구토할 때 불쾌감이 강하지 않다는 것은 위에 음식물이 들어 있지 않다는 뜻이 됩니다.

버몬트는 소화 과정을 알아내기 위해 여러 가지 음식물을 실에 매단 후 뚜껑 역할을 하는 조직을 들추고 위에 넣은 다음 이 음식물이 어떻게 되는지를 관찰했습니다. 또 위액을 채취한 후 음식물을 혼합했을 때 어떻게 변해 가는지, 온도를 포함하여 여러 가지 환경 요인이 소화 과정에 어떤 영향을 미치는지 등을 연구했습니다.

버몬트는 실험을 통해 얻은 연구 결과에 대해 다른 아이디어가

떠오르면 새로운 실험을 또 계획했고, 연구 결과가 미심쩍을 때는 보충 실험을 계획하기도 했습니다. 8년의 세월이 지나는 동안 군의관이었던 버몬트의 근무지가 바뀌는 바람에 먼 길을 오가야 하는 경우도 있었지만 마르탱은 생명의 은인인 버몬트에게 열

간에서는 지방 소화를 도와 줄 담즙을 생산하고, 이자에서는 소화 효소를 분비한다. 작은창자에서 소화액과 효소를 이용하여 소화를 완료하면 영양소가 창자벽을 통해 흡수된다.

심히 협조했습니다. 그리하여 버몬트는 마르탱이 참여한 연구 결과를 분석하여 1833년에 「위액과 소화 생리의 실험과 관찰」이라는 논문을 발표할 수 있었습니다. 이것이 인류가 자신의 몸에서 일어나는 소화 과정을 과학적으로 연구하여 얻은 최초의 결과입니다.

버몬트의 기초적인 연구 이후 의학이 엄청나게 발전한 덕분에 우리는 소화 과정에 대해 더 많고 자세한 지식을 알게 되었습니다. 예를 들어 소화 과정에는 위뿐 아니라 간과 이자, 작은창자 등이 여러 기능을 분담하여 소화된 영양소를 흡수합니다. 이렇게 소화와 흡수를 거쳐 몸속에 들어온 영양소는 혈류를 타고 온몸을 돌아다니다 영양소를 필요로 하는 곳에 도착하지요. 음식물을 많이 섭취하는 경우는 탄수화물과 지질이 간이나 다른 장기에 축적되었다가 운동을 할 때 에너지원으로 이용되기도 합니다. 그런데 계속해서 음식물을 너무 많이 섭취하면 탄수화물과 지질이 간에

지나치게 많이 쌓여 지방간과 같은 병을 일으킬 수 있습니다.

소화된 물질이 몸에서 잘 사용되려면 혈액 순환이 원활해야 하고, 혈액 순환이 원활하려면 혈관 벽의 근육 세포들이 계속해서 혈액에 자극을 주어야 합니다. 또 폐에서 혈액에 산소를 잘 전달해야 하며, 심장이 혈액을 강하게 내보내야 합니다. 따라서 소화 과정에는 소화를 담당하는 장기는 물론 심폐 혈관까지 서로 유기적으로 연결되어 인체의 여러 기능이 협력한다는 것을 알 수 있습니다.

# 정밀할수록
# 고장이

# 잘 난다?

　　위암은 우리나라 사람들에게 가장 많이 발생하
는 5대 암 가운데 하나입니다. 위에 암세포가 자라서 조직을 형성
하게 되면 위를 잘라 내는 수술을 받아야 합니다. 어느 부위를 어
느 정도 크기로 잘라 낼 것인지는 암세포의 크기와 암의 진행 단
계에 따라 달라집니다. 분명한 사실은 병이 진행될수록 잘라 내야
할 부분이 커지고, 많이 잘라 낼수록 치료가 어렵다는 것입니다.
　암세포를 수술로 잘라 낸 후에 항암제를 투여하거나, 방사선을
이용하여 암세포를 죽이는 치료를 더 받는 경우가 많습니다. 그런
데 항암제는 암세포뿐 아니라 정상 세포에도 작용을 합니다. 그래
서 항암 치료를 받다 보면 정상 세포가 죽어 가는 부작용이 흔히

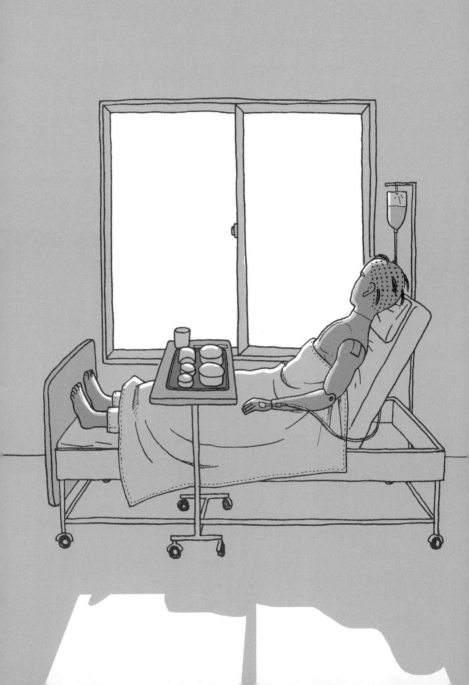

생기곤 합니다. 암세포의 가장 큰 특징은 잘 자란다는 것인데, 이러한 특징을 지닌 세포에 작용하는 항암제는 정상 세포 중에서 잘 자라는 특징을 지닌 세포도 죽이는 것이지요.

텔레비전 드라마에서 암 환자 역의 배우가 머리카락이 빠져서 모자를 쓰고 나오는 경우를 본 적이 있지요? 머리카락 세포는 우리 몸에서 제일 잘 자라는 세포 중의 하나입니다. 따라서 항암 치료의 부작용으로 모근이 파괴되어 머리카락이 빠지는 것이지요.

창자 점막에 위치한 세포도 사람의 몸에 있는 세포 중 잘 자라는 세포입니다. 즉 항암 치료에 의해 손상되기 쉽다는 뜻입니다. 식사를 할 때 섭취된 음식은 식도와 위를 거쳐 작은창자에서 완전히 소화된 뒤 창자의 점막에 위치한 세포를 통해 인체 내로 흡수됩니다. 그런데 암 환자들이 항암 치료를 받을 때 창자의 점막 세포가 손상되어 떨어져 나가게 되므로 음식물의 소화와 흡수가 잘 이루어지지 않습니다. 그러면 식욕이 떨어지고 기운이 빠집니다. 우리 몸에서 일어나는 여러 가지 현상들이 유기적으로 연결되어 있어서 인체 곳곳에 영향을 주는 것이지요. 어떤 한 가지 자극에 대해 나비의 날갯짓이 큰 바람을 일으킬 수 있다는 나비 효과처럼 말입니다.

이 밖에도 우리 몸에서 잘 자라는 세포 중에는 혈액 속에 들어 있는 적혈구, 백혈구, 혈소판도 있습니다. 이 세포들은 모두 골수에서 만들어지는데 항암 치료를 하면 골수가 제 기능을 하지 못하게 되는 부작용이 생길 수 있습니다. 골수가 억제될 때 생기는 가장 큰 문제는 사람의 몸에서 면역 기능을 담당하는 백혈구가 만들어지지 않는다는 것입니다. 백혈구가 만들어지지 않으면 면역 기능이 떨어지지요. 그 결과로 건강할 때는 미생물의 침입을 손쉽게 막아 낼 수 있지만, 면역 기능이 떨어진 상태에서는 인체에 감염병이 생겨날 수 있습니다.

정리하자면 위암과 같은 암이 발생하여 항암 치료를 받으면 머리카락이 빠지고, 소화와 흡수에 문제가 생겨 체력이 떨어지며, 면역 기능이 약해져 감염병에 걸리기 쉽다는 얘기입니다. 사실 기계는 복잡하고 정밀할수록 고장이 잘 납니다. 수많은 부품이 복잡하게 서로 연결되어 있다 보면 아무리 정밀하게 잘 만들었다 해도 이상이 발생할 가능성이 높아지기 때문입니다. 사람의 몸도 마찬가지입니다. 사람의 몸은 이 세상의 어떤 기계보다도 복잡하고 정밀하며 몸의 각 부분이 긴밀히 연결되어 움직이기 때문에 어느 한 부분에 이상이 생기면, 다른 부분에도 이상이 생길 가능성이 높은 것이지요.

# 체중을 줄이려고
## 위를

# 잘라 낸다고?

　　이미 반세기 전부터 어떤 이유에서든 위의 일부를 잘라 낸 환자들의 체중이 줄어든다는 현상이 발견되었습니다. 그 이유가 무엇일까요? 위를 잘라 내면 위가 맡은 소화 기능이 제대로 발휘되지 못합니다. 그러면 음식물이 완전히 소화되지 못하여 큰 덩어리 상태로 남아 창자에 흡수되지 못한 채 배설되는 양이 많아지겠지요. 결국 몸속으로 들어오는 영양소의 양이 줄어들어 체중이 감소한다고 생각해 왔습니다.

　　그런데 2004년도에 새로운 사실이 발견되었습니다. 위에서 생성되는 그렐린이라는 호르몬이 식욕 중추를 자극하여 식욕을 느끼게 한다는 것입니다. 위를 잘라 내면 그렐린이 생성되지 못하므로 식욕을 느끼지 않게 되고, 그 결과 섭취하는 음식물의 양이 크게 줄어드는 게 체중 감소의 원인이라는 것이지요. 물론 위를 잘라 내면 소화와 흡수 능력이 떨어진다는 설명이 틀린 것은 아니지만 그것보다는 그렐린이 제대로 기능하지 못한 것이 체중 감소와 더 큰 연관성이 있습니다.

과학이 본격적으로 연구되기 시작한 지 약 500년이 지났고, 현대식 과학적 방법을 도입한 의학이 비약적으로 발전하기 시작한 지도 100년의 시간이 흘렀습니다. 지금도 여전히 의학 지식은 하루가 다르게 늘어나며 새로운 지식을 발견하는 속도도 점점 빨라지고 있습니다. 또한 새롭게 발견된 지식은 질병을 치료하는 데 크게 기여합니다. 예를 들어 위를 잘라 내면 그렐린이 분비되지 못하여 식욕이 감소하게 되므로 체중이 줄어든다는 사실을 어떻게 응용할 수 있을까요?

최근 영양 과다 섭취와 운동 결핍으로 비만인 사람들이 늘고 있습니다. 비만인 사람들을 조사해 본 결과 정상 체중인 사람들과 비교할 때 나이가 들수록 고혈압, 대사 증후군, 당뇨 등과 같은 질병이 생길 가능성이 훨씬 높다는 사실이 알려졌습니다. 그런데 적당한 체중을 유지하기란 쉬운 일이 아닙니다. 가까운 거리도 걸어다니는 대신 자가용을 이용하는 사람들이 많아지고, 야외보다는 사무실에서 일하는 사람들이 늘어나는 것처럼 사람들의 생활 환

주니어 대학

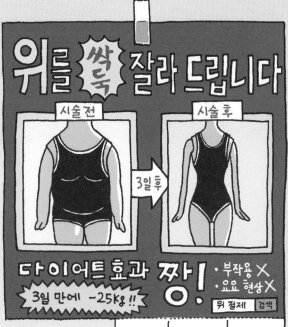

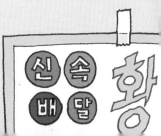

경은 점점 육체 활동을 적게 하는 쪽으로 변하고 있습니다. 영양소가 풍부하고 칼로리가 낮은 채소나 과일보다는 탄수화물과 지방이 주로 들어 있고 칼로리가 높은 패스트푸드를 주로 섭취하는 식습관 변화도 비만 증가의 원인입니다. 그렇다면 비만을 해결하려고 위를 잘라 내는 것은 어떨까요?

위는 소화를 담당하는 중요한 장기입니다. 암과 같은 불치의 병이 생겼을 때는 생명을 살리는 게 더 급한 일이므로 잘라 낼 수도 있지만 단순히 체중을 줄이려고 위를 자르는 것은 주객이 전도된 일이라 할 수 있습니다. 비만인 사람들은 운동을 하고 바람직한 식습관을 가짐으로써 체중을 조절해야 합니다. 그렐린의 기능을 발견한 지 얼마 되지 않았듯이 위를 잘라 내는 것이 아직 의학적으로 발견하지 못한 다른 문제점을 가져올지도 모릅니다.

그런데 체중이 250킬로그램을 넘어설 정도로 엄청난 비만이라서 일상생활이 곤란한 사람이라면 생존을 위해 위를 잘라 내는 것을 검토해 볼 수도 있습니다. 똑같은 치료법이 어떤 이에게는 시도할 만하고, 어떤 이에게는 적용하면 안 되는 것이지요. 이것이 바로 의학이 복잡하고 어려운 이유이기도 합니다.

사람의 몸은 이 세상의 어떤 슈퍼컴퓨터도 따라가지 못할 만큼 복잡하고 정밀합니다. 문제는 현대 의학이 인체의 구조와 기능을 이해하려고 노력할 뿐, 언제 완전히 이해할 수 있을지는 아무도 모르는 상태라는 것입니다. 복잡하고 정밀한 기계는 한군데에 고장이 나면 그 고장이 다른 곳에 어떤 문제를 일으킬 것인지를 가늠하기가 어렵습니다.

매스컴을 통해 전해지는 의학 관련 소식을 들어 보면 서로 어긋 나는 정보가 얼마든지 있습니다. 술을 적은 양으로 꾸준히 마시는 것은 건강에 좋다는 이야기도 있고, 그럴 경우 습관성이 되기 쉬우므로 결국에는 알코올 섭취량이 많아져 몸에 해롭다는 이야기도 있습니다. 이와 같이 서로 어긋나는 연구 결과가 나오는 것은 사람, 종족, 인종마다 차이가 있을 수도 있고, 유전적 성향이 다를 수도 있으며, 건강에 영향을 미치는 다른 요소들이 제대로 통제되지 않아서 생기는 현상일 수도 있습니다. 또 사람의 몸이 워낙 복잡하다 보니 여러 가지 요인이 동시에 연구 결과에 영향을 미칠 수도 있습니다.

약품 설명서에 부작용이 표시된 것에서 볼 수 있듯이 복잡하고 정밀한 사람의 몸은 외부에서 인체 생리에 영향을 미칠 만한 물질이 침입하면 어떤 반응이 일어날지 예측하기가 무척 어렵습니다. 이것이 바로 의학자들이 끊임없이 사람의 몸을 이해하기 위해 의학을 연구하는 이유입니다.

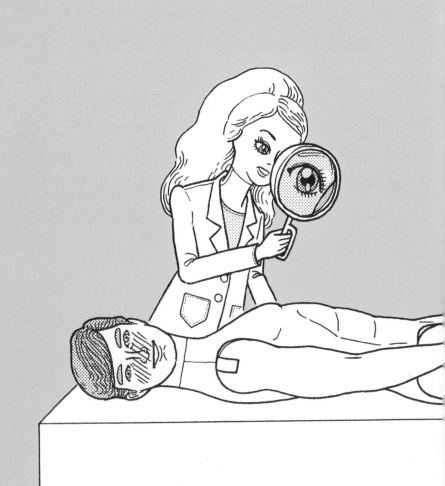

# 02

# 사람의 몸을

## 이해하는

### 학문

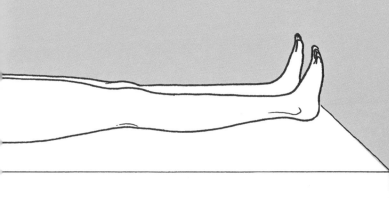

# 사람의 몸을
# 직접 해부한

# 선각자

1530년대 초, 프랑스의 파리 대학에 베살리우스라는 의사가 있었습니다. 벨기에 출신으로 의학을 공부하기 위해 파리에 온 그는 의학 중에서도 특히 사람의 몸이 어떻게 생겼는지를 탐구하는 해부학에 관심이 있었습니다. 베살리우스는 당시에 널리 알려진 해부학 지식에 의문을 품었습니다.

'사람의 몸이 어떻게 생겼고, 어떻게 기능을 하는지를 정확히 알아야 사람의 몸에 생긴 질병을 고쳐 줄 수가 있어. 그런데 실제로 해부한 사람의 몸을 보면 책에 나온 설명과 많이 다르단 말이야. 우리가 진리라고 믿고 있는 과거의 지식에는 의문점이 많으므로 직접 해부를 해서 사람의 몸이 어떻게 생겼는지 확인해 봐야

겠어.'

당시의 의학계를 지배하던 해부학 지식은 2세기에 살았던 갈레노스가 남긴 것이었습니다. 로마에서 황제를 돌보는 의사로 활약하던 갈레노스는 종종 검투사들을 치료했습니다. 심하게 상처 입은 검투사들을 치료하는 과정에서 사람의 몸속을 들여다볼 수 있었고, 신체의 구조를 알기 위해 토끼, 개, 돼지 등의 동물을 해부하곤 했지요. 그는 이렇게 얻은 지식을 방대한 저서에 모두 서술해 놓았습니다.

4세기에 로마 제국의 국교로 공인된 기독교는 이후 1,000년 이상 중세 유럽의 사고방식에 커다란 영향력을 발휘했습니다. 갈레노스의 의학은 사람의 몸이 만물의 영장으로서 제 기능을 하기에 가장 잘 고안된 것이라는 생각을 기본으로 합니다. 이런 점이 하느님이 창조한 인간을 이 세상에서 가장 중요한 피조물로 여기는 기독교의 세계관과 잘 들어맞았지요. 갈레노스의 의학은 중세 내내 의학계를 지배하다시피 했습니다. 감히 그 내용에 의문을 제기한다는 것은 하느님의 말씀을 거역하는 것과 비슷한 취급을 받았으므로 아무도 이의를 제기하지 못했지요.

13세기 말부터 신보다 사람을 중심으로 모든 걸 이해하려는 인문주의 운동이 확산되었습니다. 그 후로 몬디노, 베렌가리우스, 레오나르도 다빈치와 같이 사람의 몸을 직접 해부해 본 학자들이

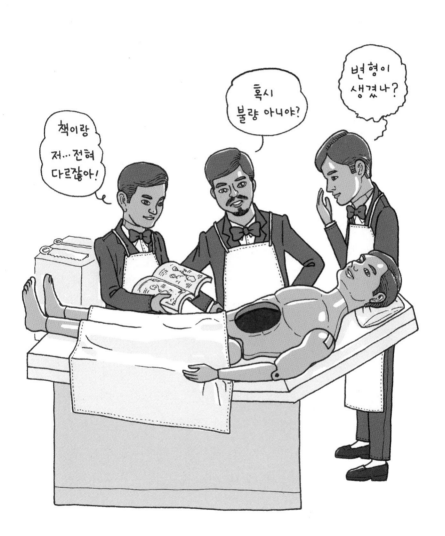

나타났습니다. 이들은 갈레노스의 책에 틀린 점이 있다는 것을 발견했지만 갈레노스의 의학이 근본적으로 틀렸다는 생각을 가지지는 못했습니다. 그나마 다행이었던 건 인문주의 운동이 시작된 이탈리아를 중심으로 그 이전에는 불가능했던 인체 해부가 가능해진 것입니다. 사람의 몸에 대해 알려면 해부를 해 보는 것이 당연하다는 생각을 서서히 받아들이게 된 것이지요.

무엇이든 직접 확인하고 싶었던 베살리우스는 시신을 구하기가 상대적으로 쉬운 이탈리아로 갔습니다. 그곳에서 파도바 대학의 해부학 교수가 되었는데, 틈나는 대로 직접 시신을 해부해 보고, 발견한 새로운 내용을 그림과 설명으로 남겨 놓았습니다. 베살리우스가 1543년에 출판한 『인체의 구조에 관하여』라는 책은 당시에 모든 학자들이 굳게 믿고 있던 갈레노스의 책에 틀린 내용이 많음을 지적하여 거센 비판을 받아야 했습니다. 베살리우스는 엉뚱한 주장을 하여 학계와 학생을 혼란에 빠뜨렸다는 이유로 결국에는 대학 교수 자리에서 쫓겨나게 되었습니다.

하지만 세월이 흐르면서 동물 해부를 통해 지식을 얻은 갈레노스보다 인체 해부를 통해 지식을 얻은 베살리우스의 책이 훨씬 정확하다는 사실이 알려졌습니다. 비록 느린 속도이긴 하지만 학자들 사이에서 '연구와 관찰을 통해 갈레노스가 쓴 책의 내용을 재확인할 필요가 있다.'는 베살리우스의 주장이 받아들여지게 되었습니다.

책이 출판된 후 약 10년이 지날 무렵에는 베살리우스의 지식이 학계에서 진리로 받아들여지게 되었습니다. 그러나 베살리우스는 성지 순례를 떠난 1564년에 풍랑을 만나 배가 난파하는 바람에 파도바 대학 교수직에 복귀하지 못한 채 세상을 떠나고 말았습니다.

# 오르막길이
# 아니라

# 계단이라고?

미국의 과학사가 토머스 쿤은 1962년에 발표한 『과학 혁명의 구조』라는 책에서 '패러다임'이라는 용어를 사용하여 과학 역사의 발전 과정을 설명했습니다. 그가 중요하게 주장한 패러다임이라는 용어는 '특정 시기를 지배하고 있는 과학적 규율'이라 정의할 수 있습니다. 쿤의 책은 전 세계 역사학자들에게 큰 충격을 주었고, 패러다임이라는 용어는 그 후 과학의 역사를 설명할 때 빼놓을 수 없는 용어가 되었습니다.

역사적으로 지식이나 사유 체계는 오르막을 오르듯이 긴 시간에 걸쳐 서서히 발전해 왔다는 것이 쿤 이전의 사람들이 생각한 방식입니다. 그러나 쿤은 역사는 서서히 조금씩 발전해 가는 게

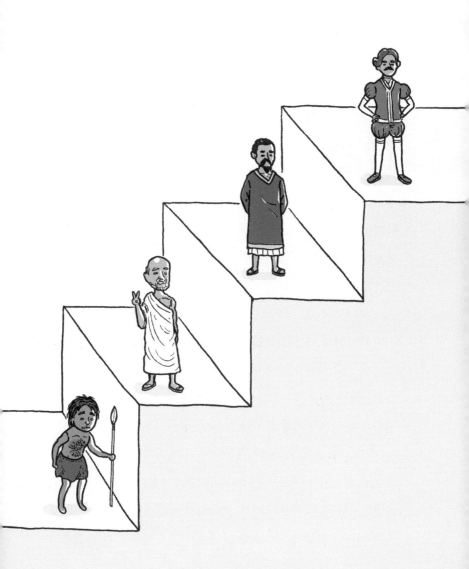

아니라 계단을 오르듯이 어느 날 갑자기 한 단계씩 발전되어 간다는 이론을 내놓았습니다. 그에 따르면 과학의 역사는 서서히 발전해 가는 게 아니라 정체된 상태에서 아주 미미한 발전만 이루어지다가 일순간 기존의 모든 패러다임을 바꾸어 놓는 새로운 생각이 나타나면 한 단계 업그레이드되면서 발전한다는 것입니다.

베살리우스가 일으킨 해부학 지식의 혁신 역시 패러다임 전환의 좋은 예라고 할 수 있습니다. 베살리우스 이전에는 아무도 갈레노스가 전해 준 의학 지식을 검증할 생각을 못했습니다. 당시의 사고를 지배한 기독교의 세계관과 갈레노스의 인체에 대한 관점이 일치했으니 의심할 여지가 없는 진리라 생각했기 때문이지요. 그러니 베살리우스가 "갈레노스의 지식에 틀린 점이 있을 수 있으니 하나하나 새로 확인해 보아야 한다. 인체를 해부하여 갈레노스의 해부학과 대조해 보았더니 다른 점이 많았다."라고 주장하자 그는 이상한 사람 취급을 받아야 했습니다.

처음에는 베살리우스가 발견한 내용을 거들떠보지도 않았지만 세월이 흐르면서 직접 해부해 본 결과 베살리우스의 주장이 옳다는 사실이 널리 받아들여지게 되었습니다. 과거에는 해부를 하다가 갈레노스가 쓴 책의 내용과 다른 부분이 보이면 '그럴 수도 있겠지.', '이 시체는 변형이 생긴 모양이군!'이라는 식으로 사소한 오류라 여기고 갈레노스의 의학 자체에 대한 의심을 품지 않았습니다. 그러나 베살리우스의 주장이 받아들여지면서 1,000년 이상을 지배해 온 갈레노스의 의학 체계 자체가 불완전하다는 사실, 즉 완전한 진리가 아니라는 사실을 인정하고 새로운 의학 패러다임으로 넘어갈 수 있게 됩니다.

기원전 5세기에 히포크라테스는 신의 영역에 속했던 의학을 인간의 영역으로 옮겨 올 수 있게 패러다임을 바꿔 놓았습니다. 2세기에 갈레노스는 지식을 축적하기 위해 동물 실험이 중요하다는 패러다임을 만들었으며, 16세기에 베살리우스는 어떤 지식이든 직접 실험을 통해 눈으로 확인해야 한다는 패러다임을 전해 주었습니다.

의학의 발전이 진리를 탐구하는 많은 사람들의 작은 노력과 소소한 업적에 의해 이루어지는 것은 사실입니다. 그런데 이처럼 패러다임을 전환시킬 만한 획기적인 방법이 나타나서 인식의 변화가 생기면 의학이 전반적으로 한층 업그레이드되고 크게 발전할 수 있는 계기가 됩니다.

# 꼬리에 꼬리를 무는

# 몸에 대한
# 호기심

베살리우스는 사람의 몸이 어떻게 생겼는지를 연구하는 해부학자입니다. 그가 사람의 몸에 관심을 가진 까닭은 의학 지식을 얻기 위해서는 필수적으로 사람의 몸이 어떻게 이루어져 있는지를 알아야 하기 때문입니다.

해부를 통해 사람의 몸이 어떻게 생겼는지를 알았으면 다음으로 할 일은 바로 기능을 알아내는 것입니다. 입처럼 항상 사용하는 구조물은 음식물을 먹고 말을 할 때 쓴다는 걸 쉽게 알 수 있습니다. 해부를 통해 배 속에 있는 걸 발견한 특이하게 생긴 장기들은 처음에는 그 기능을 알 수가 없었습니다. 새로 찾은 인체 구조물이 어떤 기능을 하는지를 알아내야 몸에서 일어나는 정상과 비정상 상황을 구별할 수 있고, 더 나아가 비정상적인 일이 벌어졌을 때, 곧 질병이 발생했을 때 어떻게 치료해야 하는지를 알 수 있게 됩니다. 이처럼 환자를 직접 치료하지는 않지만, 과학적 방법을 토대로 의학 발전과 질병 치료에 도움이 되는 내용을 연구하는 학문을 기초 의학이라고 합니다.

예컨대 해부학은 사람의 몸이 어떻게 생겼는지를 연구하는 학문이고, 생리학은 해부학적 구조물이 어떤 기능을 하는지를 알아내는 학문입니다. "눈은 어떻게 해서 색을 구별할 수 있는가?", "귀는 어떻게 해서 소리를 들을 수 있는가?"와 같이 한 가지 기능에 초점을 맞출 수도 있습니다. "운동을 하면 땀이 나는 이유는 무엇이고, 오래 운동을 하면 왜 근육이 아프고 피로해지는가?"와 같이 한 가지 자극에 대해 여러 가지 반응이 나오는 경우를 연구하기도 합니다. 사람의 생리 기능을 이해하는 것은 꼬리에 꼬리를 물고 이어지는 몸에 대한 호기심을 충족하기 위한 해답을 찾아야 가능한 일입니다.

또한 사람의 생리 현상에 이상이 생기는 과정을 연구하는 학문을 병리학이라 합니다. 사람의 몸은 세포가 모여 조직을 이루고, 조직이 모여 장기를 이루는 식으로 구성되었습니다. 병리학은 눈에 보이지 않는 작은 조직이나 세포에서 정상적인 세포가 어떻게 변하는지를 확인함으로써 조직이나 세포를 보고 질병을 진단하

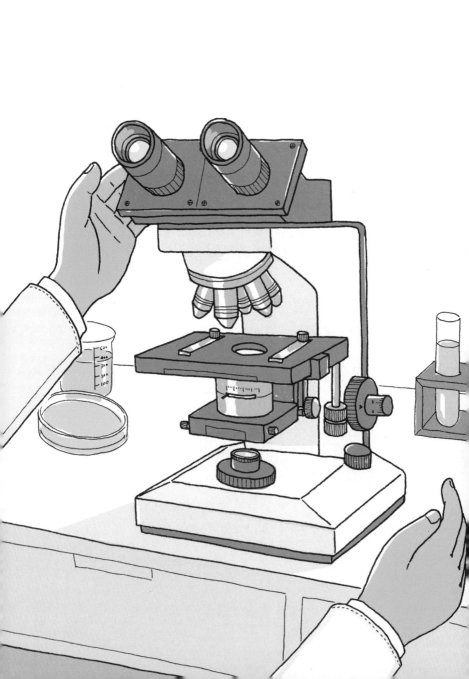

는 일을 담당합니다.

약리학은 몸에 생긴 이상을 발견한 경우에 정상으로 돌아가게 하기 위한 물질을 찾아내는 학문입니다. 약물의 힘을 이용하여 정상에서 벗어난 사람의 몸을 정상으로 되돌려 주는 것이지요. 약물은 이 세상에 이미 존재하는 것과 이 세상에 존재하지 않지만 실험실에서 화학적으로 합성해 낸 것으로 구분할 수 있습니다.

몸이 어떻게 생겼는지, 어떤 기능을 하는지, 기능 이상이 어떻게 발생하는지, 기능을 어떻게 정상으로 되돌릴 것인지를 연구하는 해부학, 생리학, 병리학, 약리학은 기초 의학의 가장 중요한 분야입니다. 그 밖에도 생명체 내에서 일어나는 화학 반응을 연구하는 생화학이나, 사람의 몸에 침입하여 병을 일으킬 수 있는 작은 생명체를 연구하는 미생물학, 기생충학 등이 있습니다.

이상의 7개 과목은 의학을 공부하는 모든 이들이 의사가 되기 위해 필수로 공부하는 과목입니다. 다른 학문도 마찬가지지만 의학이 발전하는 데에는 근대 과학의 도입이 중요한 역할을 했습니다. 신체의 기능과 작동 방식을 규명함으로써 질병의 원인을 정확히 알아내고 적절한 치료 방법을 찾아내는 데 과학적 연구 방법을 사용한 것이 의학 발전에 크게 기여했던 것입니다. 과학에 바탕을 둔 기초 의학 연구를 통해 지금도 의학은 계속 발전하고 있습니다.

# 03

# 집단에 발생하는 질병을 해결하려면?

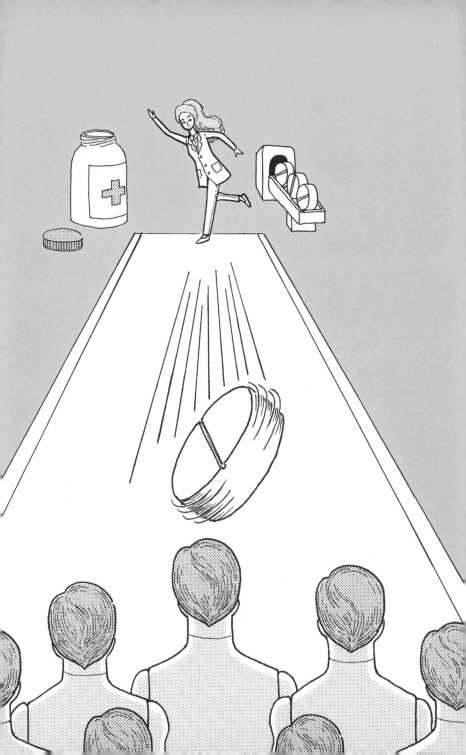

# 무시무시한
# 콜레라가

# 유행한다고?

 

1831년 영국에서 처음으로 콜레라가 유행하기 시작했습니다. 영국인들은 이미 식민지 인도에서 콜레라가 발생한 걸 본 적이 있어서 증상을 보고 무슨 병인지 금방 알아챌 수 있었습니다. 문제는 질병의 종류만 알았을 뿐, 원인이나 치료, 예방법 등에 대해서는 전혀 아는 게 없었다는 것입니다.

다운 증후군, 후천성 면역 결핍 증후군, 대사 증후군처럼 질병이 발견되었을 때 그 병의 존재만 알 뿐 다른 것에 대해 아는 게 없을 때 증후군이라고 부릅니다. 즉 질병으로 분류할 수 있는 특정한 증상은 있으나 이미 알려진 질병에 해당하지 않으면 일단 증후군이라는 이름을 붙이는 것입니다. 그러고 나서 그 병의 원인,

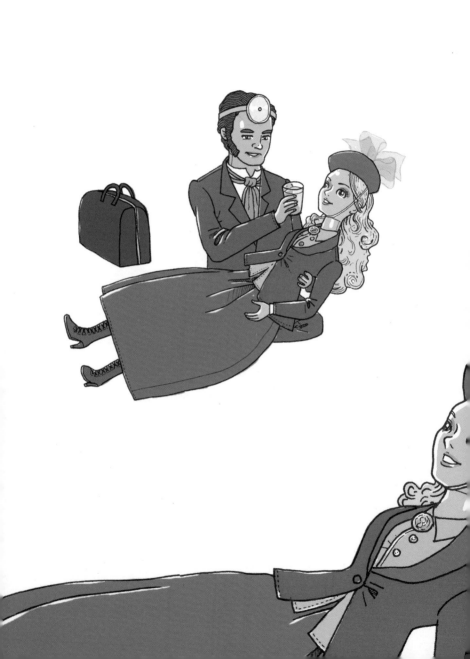

치료, 예후 등에 대해 연구를 하면서 서서히 그 병에 대해 알아 가고, 결국 완전한 치료법을 찾아 그 병을 정복할 수 있게 됩니다.

콜레라의 경우도 마찬가지입니다. 이미 식민지 인도에서 300년 전부터 알려진 질환이었지만 영국인들은 병의 존재 말고는 아는 게 없었습니다. 콜레라가 유행을 해도 할 수 있는 일이라고는 증상을 완화해 주는 방법을 시도하는 게 고작이었습니다. 목마르면 물을 마시고, 지치고 힘들면 쉬는 것처럼 말입니다.

그 외에 알려진 것이라고는 "콜레라의 전파 속도는 사람들의 이동 속도보다 느리다. 콜레라가 유행하는 지역에서 출발한 배가 도착하면 그 항구에 콜레라가 유행하지만, 콜레라가 유행하지 않는 지역에서 배가 오는 경우에는 항구에 콜레라가 유행하지 않는 걸로 보아 콜레라는 사람이 전파하는 질병이다."라는 정도였을 뿐입니다.

이때 의사의 꿈을 키워 가던 스노라는 영국 청년이 콜레라가 유행하는 광산 지역 킬링워스를 방문하여 환자들을 위한 봉사 활동을 했습니다. 콜레라 환자들의 비참한 상황을 목격한 스노는 언젠가 자신의 힘으로 콜레라를 해결하겠다고 결심했습니다. 다행히 이때 영국에 유행한 콜레라는 약 1년이 지나자 저절로 소멸되었고, 스노는 1836년에 의과 대학에 들어가 의학을 공부하기 시작했습니다.

그러다가 1848년에 영국에 다시 콜레라가 찾아왔습니다. 스노는 한동안 잊고 있던 17년 전의 경험을 떠올리며 콜레라를 어떻게 해결해야 할 것인가에 대해 관심을 기울이기 시작했습니다. 그러나 당시만 해도 콜레라가 17년 전에 한 번 유행했다가 저절로 사라졌다는 사실과 주된 증상은 설사이며 대부분은 시일이 지나면 회복되지만 2.5퍼센트 정도는 목숨을 잃곤 한다는 사실 외에 아는 게 없었으니 대책이 있을 리 없었습니다. 17년 만에 다시 찾아온 콜레라는 전보다 더 큰 위력을 발휘하면서 5년이 지나도록 그 세력을 잃지 않은 채 계속해서 환자를 만들어 냈습니다. 그로부터 약 2년간 최고의 위력을 발휘하면서 2만 명의 목숨을 앗아 갔으니 사람들은 공포에 떨 수밖에 없었습니다.

그러던 중 스노는 1853년 빅토리아 여왕이 레오폴드 왕자를 낳을 때 클로로포름이라는 마취제를 이용하여 무통 분만을 성공시켰습니다. 이때부터 산모가 아기를 낳을 때 마취제를 이용하여 통증 없이 분만하는 일이 유행하면서 스노는 외과와 산부인과 의사로 명성을 떨치게 되었습니다. 그러나 이미 20년도 더 전에 콜레라를 해결하리라 한 결심에 대해서는 어떤 해답도 내놓지 못했습니다.

콜레라의 전파 양상이 궁금해진 스노는 런던 지도를 가져다 놓고, 환자의 집이 있는 곳을 점으로 표시하기 시작했습니다. 그러자

재미있는 현상이 관찰되었습니다. 당시 런던에는 A와 B, 두 개의 상수도 공급 회사가 있었는데 콜레라 환자 중 두 명을 제외하고는 모두 A 상수도 회사로부터 식수를 공급받는 것으로 나타난 것입니다. B 상수도 회사로부터 식수를 공급받는 두 명은 런던 내의 다른 지역을 방문했다가 A 상수도의 물을 마신 적이 있다는 사실을 알아냈습니다. 이를 토대로 스노는 콜레라가 상수도 속에 들어 있는 무엇인가에 의해 전파되는 전염병이라는 가정을 세웠습니다. 콜레라를 해결하려면 이 사실을 어떻게 활용할 수 있을까요? 바로 콜레라를 유발하는 것으로 추정되는 A 상수도 회사의 물을 접촉하지 않으면 됩니다.

스노가 면밀히 관찰하고 확인한 덕분에 콜레라는 식수만 조심해도 예방할 수 있다는 사실이 알려졌고, 콜레라 예방에 큰 도움이 되었습니다. 콜레라를 일으키는 원인이 무엇인지 정확히 알아내지는 못했지만, 콜레라를 전파시키는 원인을 알아냄으로써 병의 확산을 막을 수 있었던 것이지요. 스노의 연구 결과는 한 명의 환자가 아니라 큰 집단의 건강을 다루는 공중 보건학 연구의 선구적인 업적으로 평가받고 있습니다.

# 육체의 병,
# 마음의 병,

# 사회와 국가의 병

일반적으로 의사는 병에 걸린 사람을 치료하는 사람이라고 이야기합니다. 그런데 이것이 정확한 정의는 아닙니다. 의사는 치료만 하는 게 아니라 예방을 포함하여 질병과 관련된 모든 일에 관여하기 때문입니다. 정확히 말하자면 병에 걸린 환자를 치료하는 사람을 임상 의사라고 합니다. 의사 중에는 환자를 돌보지 않고 질병의 예방, 교육, 의료 정책 수립과 같은 다양한 일에 종사하는 사람도 많습니다.

"소의는 육체의 병을 치료하는 의사이고, 중의는 마음의 병을 치료하는 의사이며, 대의는 사회와 국가의 병까지 치료하는 의사이다."라는 말이 있습니다. 여기서 말하는 사회와 국가의 병이란 무엇일까요?

앞에서 과학적 연구 방법을 도입한 의학이 지난 100년간 비약적인 발전을 이루었다고 했습니다. 그런데 지난 100년간 의학의 발전과 더불어 질병의 양상도 크게 바뀌었습니다. 100년 전에는 세균이나 바이러스가 전파하는 전염병이 가장 큰 문제였습니다. 중세 유럽을 휩쓴 페스트, 1803년 프랑스가 아메리카 대륙에서의 식민지 정책을 포기하고 철수하도록 한 황열, 미처 전쟁을 해 보기도 전에 아스테카 문명과 잉카 문명을 멸망시킨 천연두, 나폴레옹의 러시아 침략 전쟁에서 전투보다 더 큰 피해를 입힌 발진 티푸스 등 전염병이 크게 유행할 때마다 인류는 대책 없이 당하기만 했습니다.

그러나 18세기 말 이후로 상황은 바뀌었습니다. 1796년에 영국의 제너가 종두법을 발명해 천연두를 예방할 수 있게 되었습니다. 프랑스의 파스퇴르는 세균에 의한 탄저병과 바이러스에 의한 광견병을 예방할 수 있는 백신을 만들어 세균과 바이러스에 의한 전염병을 모두 예방할 수 있게 되었습니다. 독일의 코흐는 탄저병, 결핵, 콜레라의 원인이 되는 세균을 발견했습니다. 이를 통해 역사적으로 인류를 괴롭혀 온 수많은 전염병이 각각 그 전염병을 일으키는 미생물에 의해 발생한다는 사실을 알게 되었습니다.

1910년에는 독일의 에를리히가 살바르산 606을 발견함으로써

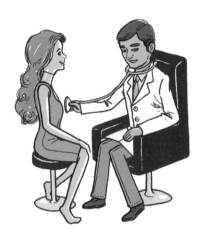

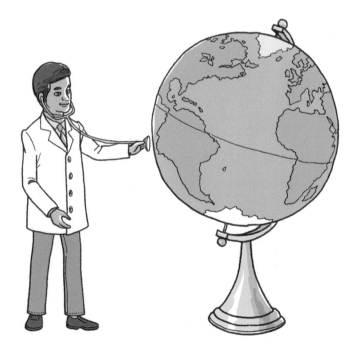

약을 이용하여 전염병을 치료할 수 있게 되었습니다. 전염병을 일으킬 수 있는 미생물의 종류가 아주 많으므로 백신을 이용한 예방법, 전염병을 치료할 수 있는 약이 모두 발견된 것은 아니지만 대부분의 전염병을 해결할 수 있게 되었습니다. 이제는 더 이상 전염병이 100년 전처럼 무서운 질병으로 남아 있지 않습니다.

그러나 예방 백신과 치료 약물의 개발로 전염병이 해결된 현대 사회에 새로운 문제가 대두되기 시작했습니다. 인간의 수명이 길어지면서 과거에는 볼 수 없었던 질병이 많아지고 질병의 양상이 바뀌기 시작한 것입니다. 현대 사회에서 점점 증가하는 비만, 고혈압, 대사 증후군, 당뇨와 같은 대사성 질환이 대표적인 예입니다.

먹을 것이 풍부하지 않았던 시절에는 칼로리가 부족하니 대사가 지나치게 진행될 일이 없었습니다. 상대적으로 나이가 많이 들어서 나타나는 대사성 질환으로 고생하는 사람이 거의 없었지요. 그러나 요즈음은 칼로리 섭취가 필요 이상으로 많아졌고, 야외 활동보다는 실내 활동 시간이 길어지고, 자동차나 엘리베이터와 같이 일상생활에서 운동량을 줄여 주는 기계를 자주 쓰게 되면서 칼로리 소모가 줄어들고 있습니다. 이것이 바로 현대 사회에서 대사성 질환이 증가하는 이유입니다.

의사가 병에 걸린 사람만을 치료해 주는 사람이라면 이와 같은 대사성 질환에 걸린 사람이 병원에 찾아왔을 때 치료약을 주거나 바람직한 생활 습관을 이야기해 주는 것으로 의무를 다했다고 할 수 있습니다. 그러나 이것은 환자 개개인을 치료하는 소의가 일하는 방식입니다. 과거의 전염병이나 현재의 대사성 질환과 같이 사회 전체적으로 문제가 되는 병을 고치는 것을 목표로 하는 대의라면 이러한 질병이 발생하는 근본 원인을 찾아내어 사회 전체의 차원에서 해결할 수 있는 방법을 제시해야 할 것입니다.

대사성 질환 외에도 과거에는 문제가 아니었지만 현대에는 문제가 되는 질병으로 암, 치매, 관절염 등이 있습니다. 이들의 공통점은 만성 질병이라는 점입니다. 하루아침에 생기는 게 아니라 몸이 건강에 해로운 환경에 장기간 노출됨으로써 서서히 발생하는 질병이지요. 이런 질병의 특징은 예방 백신으로 예방 가능한 것도 아니고, 약 한 알로 치료되는 것도 아니라는 점입니다. 따라서 바람직한 생활 습관을 유지하도록 노력하는 것이 중요합니다. 의사의 입장에서는 질병에 걸맞은 해결 방법을 제시해야 합니다.

과거와 비교하면 요즈음은 의사 면허를 취득하고, 또 전공의 과정을 마쳐 전문의 자격을 얻은 후에 공무원으로 일하는 의사들이 늘고 있습니다. 각자 공무원의 길을 선택한 나름대로의 이유가

치매는 대뇌 신경 세포의 손상으로 말미암아 지능, 의지, 기억 따위가 지속적으로 상실되는 병이다. 과거에는 치매를 망령, 노망이라고 부르면서 노화 현상으로 생각했으나 최근에는 분명한 뇌 질환으로 인식된다.

있겠지요. 하지만 아마도 한 명을 대상으로 치료를 하는 의사보다 사회와 국가 전체를 대상으로 '어떻게 해야 많은 사람들의 건강 문제를 해결하여 다수를 질병으로부터 해방시킬 수 있을 것인가'에 관심을 가진 의사들이 늘어나기 때문이 아닐까요?

역사의 흐름에 따라 세상이 바뀌어 가는 것과 함께 질병의 양상도 바뀌고 있습니다. 이러한 변화가 바로 개인을 대상으로 한 의학과 함께 집단을 대상으로 한 의학이 점점 중요해지는 이유라 할 수 있습니다.

# 멋진
## 의사가

## 되고 싶다고?


스노는 깨끗한 물을 마시는 것이 콜레라를 피할 수 있는 방법이라는 사실을 알아냈습니다. 그렇다면 정부는 이 사실을 바탕으로 어떤 조치를 취할 수 있을까요?

"역학 조사 결과 콜레라의 원인은 오염된 상수도임이 판명되었습니다. A 회사에서 공급하는 오염된 물을 마시면 콜레라에 걸릴 가능성이 있습니다. 오늘부터 A 회사는 별도의 조치가 있을 때까지 상수도 공급을 중단합니다."

그런데 이와 같은 조치를 취하면 그 회사의 물을 공급받던, 런던 인구의 절반에 가까운 런던 시민들이 물을 마실 수 없게 됩니다. 상수 공급 차도 없던 그 시절에 물을 따로 공급할 수도 없으니 오염된 물을 마시지 말라는 것만으로 정부가 할 일을 다했다고 할 수는 없습니다. 오염된 물이라도 끓여 먹으면 콜레라에 걸리지 않는다는 사실과 콜레라균이 주로 분변을 통해 전파되니 분변에 오염되지 않도록 주의하라는 사실을 알려 주어야 합니다. 또 시민들이 제대로 실천할 수 있도록 지속적인 관리 감독을 해야 문제를 해결할 수 있습니다.

공중 보건학을 비롯하여 보건 경제학, 보건 행정학, 의료 관리학 등 사회를 대상으로 의료와 의학을 어떻게 활용해야 할 것인가는 날이 갈수록 의학에서 중요한 분야가 되어 갑니다.

2009년 전 세계에 신종 플루가 유행했을 때를 돌이켜 보겠습니다. 신종 플루가 유행할 때 국민들이 각자 알아서 예방 접종을 받게 한다면 큰 혼란이 발생할 것입니다. 혼란을 막으려면 정부에서는 국민들이 필요로 하는 만큼 예방 백신을 확보하고, 병원과 보건소에 백신을 적절히 나누어 주어야 합니다. 동시에 많은 사람들이 병원으로 몰려들면 예방 접종 절차가 제대로 수행되지 못할 테니 신종 플루에 취약한 사람부터 예방 백신을 맞을 수 있도록 홍보해야 합니다. 예방 백신을 맞지 않은 상태에서 어떻게 해야 신종 플루에 걸리지 않는지 안전 수칙도 알려 줘야 합니다. 이런 활동들이 사회를 대상으로 대의가 할 수 있는 일입니다.

보건 복지부라는 정부 부처가 존재하는 이유도 개인을 위한 의

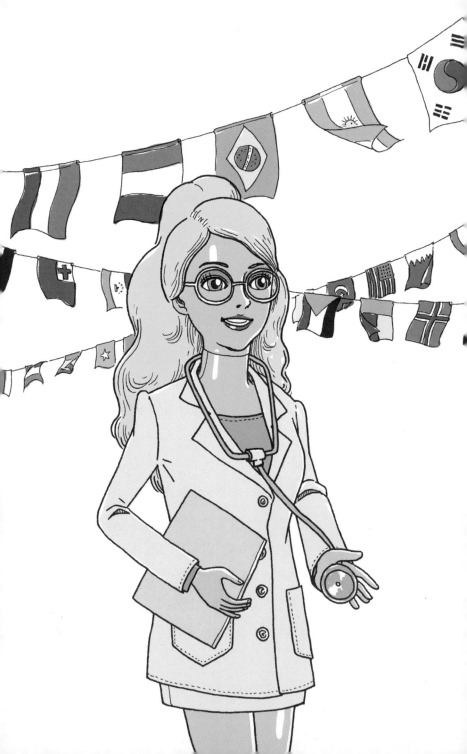

학에만 힘쓸 것이 아니라 국민 전체를 대상으로 가장 합리적인 의료 행위를 할 수 있는 정책을 마련하고 추진하기 위한 것입니다. 국민 건강 보험 공단을 비롯한 여러 공공 기관에서 국민 보건 향상을 위해 노력하는 것도 사회 의학의 한 부분이라 할 수 있습니다.

한국인 최초로 국제기구의 수장을 지낸 고 이종욱 전 세계 보건 기구 사무총장은 세계 곳곳에서 유행하는 무지와 가난에 의한 질병을 해결하기 위해 온 힘을 다했습니다. 각 나라의 대표들과 독지가를 만날 때마다 세계 보건 기구의 사업에 협력해 줄 것을 역설했지요. 이종욱 전 사무총장은 가난한 나라의 교육과 위생 사업에 평생을 바쳤고, 개발 도상국에 에이즈 치료제를 보급하려고 노력하는 등 전 세계인의 건강 문제 해결을 위해 애쓴 대표적인 대의라고 할 수 있습니다.

의사가 되고자 꿈꾸는 학생이 있다면 환자 한 명의 병을 치료하는 소의보다 국가와 사회의 병을 치료할 수 있는 대의를 꿈꿔 보는 게 어떨까요?

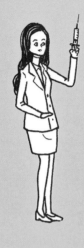

# 04

# 의학자들은 어떤 일을 할까?

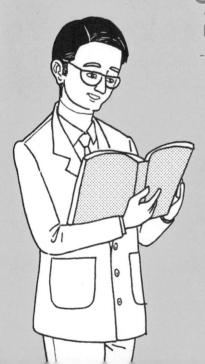

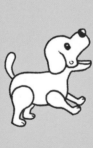

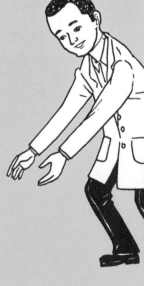

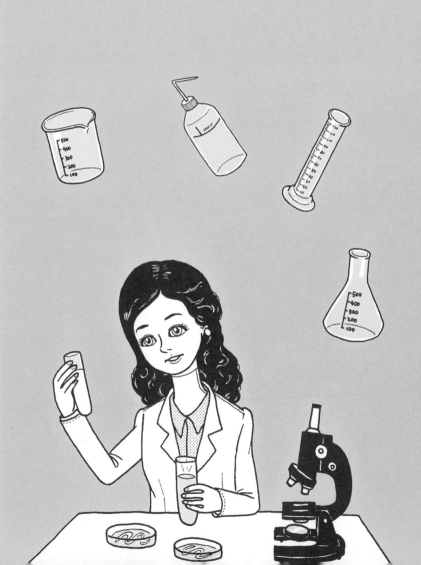

# 멕시코에서

# 신종 플루가
# 발생했다고?

2009년 3월 멕시코에 있던 미국 어린이 두 명이 독감에 걸렸습니다. 이 독감이 신종 플루라는 사실이 밝혀지자 전 세계에 난리가 났습니다. 신종 플루는 독감의 일종인데 1918년에 크게 유행을 한 후 91년 만에 다시 찾아온 것입니다. 지금보다 의학 수준이 훨씬 낮았던 당시에는 독감이 무슨 병인지도 모르는 상태에서 엄청난 피해를 입은 바 있습니다.

1918년은 4년 전에 시작된 제1차 세계 대전이 끝난 해입니다. 제1차 세계 대전은 그 이전에 발생한 어떤 전쟁보다 대규모로 피해를 입힌 전쟁입니다. 군인과 후방에서 폭격 등으로 사망한 민간인 수를 합하면 대략 2,000만 명 정도가 목숨을 잃었던 것으로 추정

됩니다.

그런데 전쟁이 끝날 무렵부터 유행하기 시작한 독감은 셀 수 없을 정도로 많은 사람들의 목숨을 앗아 갔습니다. 적게는 2,000만 명, 많게는 2억 명으로 사망자 수를 추정하기도 합니다. 당시 사망자 수를 정확히 알 수는 없지만 아무 대책 없이 당하기만 해야 했던 이때의 경험 때문에 2009년에 똑같은 종류의 독감이 다시 찾아오자 전 세계인들의 신경이 곤두선 것입니다.

독감은 감기가 독해서 독감이라 이름 붙은 게 아닙니다. 독감은 독감을 일으키는 바이러스가 사람의 몸에 들어와서 일으키는 질병이며 감기와는 아무 상관이 없는 감염병입니다. 독감을 일으키는 바이러스는 A형, B형, C형이 있는데 그중에서 사람과 관련이 있는 것은 A형입니다. A형 독감 바이러스는 144가지 종류가 있지만 그중 사람에게서 병을 일으킨다고 확인된 것은 많지 않습니다.

의학을 연구하는 사람들이 A형 독감 바이러스에 대한 치료약과 예방 가능한 백신을 개발하기 위해 노력해 왔으나, 아직 모든 종류의 A형 독감 바이러스에 대한 치료약과 백신이 개발되지는 않았습니다. 매년 여름이 지나갈 때쯤 뉴스에서 독감 예방 백신을 맞으라는 소식을 듣지요? 이때의 백신은 그해 겨울에 유행할 것으로 예상되는 종류의 독감에 대한 예방 백신입니다. 보통은 학자들의 예상이 맞지만 때로 예상치 못한 종류가 유행하면서 전 세계

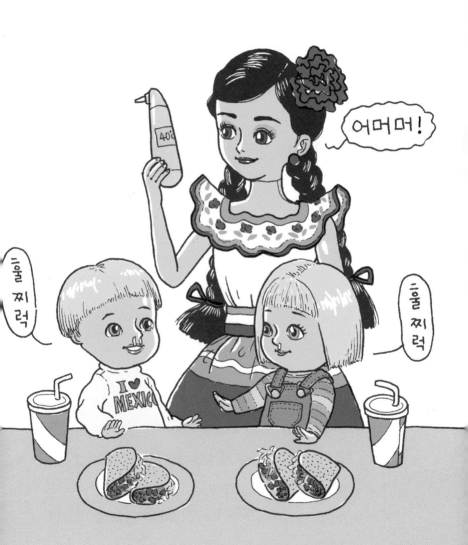

를 혼란에 빠뜨리기도 하지요.

2009년에 유행한 신종 플루도 A형 독감 바이러스에 감염되어 발생할 수 있는 144가지 종류의 독감 중 하나입니다. 1918년에 독감이 처음 발생한 후 인류는 독감에 대해 많은 연구를 해 왔습니다. 그 결과 A형 독감 바이러스에는 144가지 종류가 있고, 이 모든 종류가 독감이라는 질병을 일으키는 건 아니지만 수시로 사람 또는 동물에 감염된다는 사실을 알게 되었습니다.

조류 독감이나 돼지 독감과 같은 이름을 들어 봤나요? 이것 역시 144가지 종류에 속하는 것인데 조류에서 처음 발견되어 조류 독감, 돼지에서 처음 발견되어 돼지 독감이라는 이름을 사용한 것입니다. 그렇다고 해서 조류 독감이 조류에게만 발생하는 것은 아닙니다. 또 독감 이름 중에는 홍콩 독감과 같이 환자가 처음 발견된 지역의 이름을 딴 것도 있는데 날이 갈수록 발견되는 독감의 종류가 많아지니 앞으로는 이름에 특별한 규칙을 만들지 않으면 혼란이 생길 수도 있습니다.

2009년에 신종 플루가 91년 만에 다시 유행하자 세계 보건 기구를 비롯하여 전 세계의 정부와 보건 관련 기관은 촉각을 곤두세우고 해결책을 찾았습니다. 결과적으로 1918년과 달리 큰 피해를 입지 않고 지나갈 수 있었습니다. 그 이유는 그동안 의학자들이 예방 접종을 위한 백신과 타미플루나 릴렌자 같은 새로운 치료

약을 개발해 놓았기 때문입니다. 또한 신종 플루를 일으키는 바이러스의 생태를 파악하여 손 씻기와 같은 간단한 방법으로도 어느 정도는 예방이 가능하다는 사실이 알려졌기 때문입니다.

조류 독감은 닭, 오리, 야생 조류에서 조류 인플루엔자 바이러스의 감염으로 인해 발생하는 급성 바이러스성 전염병이며 드물게 사람에게서도 감염증을 일으킨다.

의학을 연구하는 사람들의 노력으로 의학 지식수준이 1918년과는 뚜렷이 다를 만큼 높아졌기에 2009년의 신종 플루 유행에 충분히 대처할 수 있었지요.

# 의사가 아니라도

# 의학 연구를
# 할 수 있을까?

의사는 의학을 공부한 후 국가에서 인정하는 자격시험에 합격함으로써 환자를 진료할 수 있는 자격을 갖춘 사람이라고 할 수 있습니다. 그러나 모든 의사가 환자를 진료하는 건 아닙니다. 앞서 말했듯 환자를 보는 의사를 임상 의사라 하고, 의사 중에는 환자를 치료하기보다는 의학 관련 연구에 종사하는 의학자도 많이 있습니다.

이처럼 기초 의학자는 환자를 직접 대하지 않지만 어떤 질병이 왜 생기는지, 유전자나 세포에서 생긴 작은 이상이 어떤 경로를 통해 질병으로 발전하는지, 질병이 생기는 과정에서 세포와 장기에는 어떤 변화가 일어나는지를 연구합니다. 또 질병을 치료하기 위한 전략을 마련하려면 몸에 이상이 발생한 생리 기전을 어떻게 바로잡아야 하는지, 어떤 약물을 이용하여 질병을 치료할 것이며, 그 약물은 어디에서 어떻게 얻을 것인지와 같은 내용을 연구합니다. 특정 전염병에 대처하기 위해 백신을 만드는 일도 물론 포함되지요.

의학을 공부하여 의사 면허를 받은 의사가 의학 연구에 유리하기는 하겠지만 반드시 의사만 의학 연구를 할 수 있는 것은 아닙니다. 실제로 의과 대학에서 기초 의학을 연구하는 연구자들 중에는 의사 면허를 갖지 않은 경우도 있습니다. 학문을 구분하는 것은 편의상 나눈 것일 뿐 실제로 연구를 하다 보면 한 학문에서 얻은 지식이 다른 학문에도 유용하게 쓰이는 경우가 많습니다. 약학이나 생명 과학은 의학과 구분되는 학문이지만 실제로 현대 의학 발전에 큰 역할을 합니다. 인류 역사상 대표적인 의학자로 여겨지는 파스퇴르도 대학에서 화학을 전공한 후 화학은 물론, 농축산학, 미생물학, 의학 등 여러 분야에서 능력을 발휘한 사람입니다.

그런데 기초 의학자가 훌륭한 가설을 세워 그 가설에 맞는 해결책을 마련한다 해도 실제로 그 방법이 질병 해결을 포함한 의학 발전에 도움이 될 것인지 아닌지를 미리 알아낼 방법은 없습니다. 따라서 환자를 대상으로 실제로 효과가 있는지 아닌지를 알아보는 연구를 진행해야 합니다. 이를 임상 연구라 하는데 임상 연구

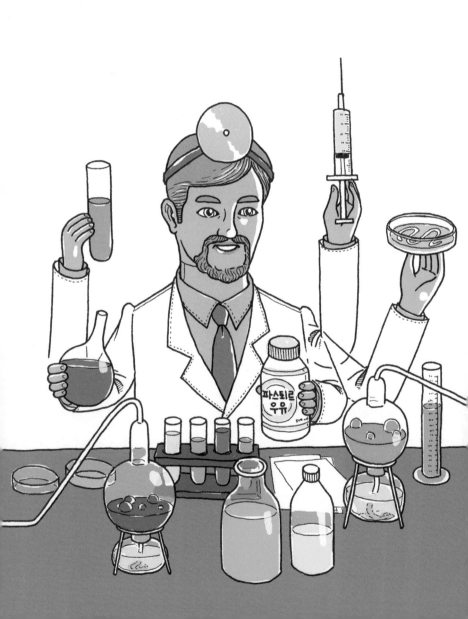

는 임상 의사가 진행하며, 임상 연구를 하는 의사를 가리켜 임상 의학자라고 합니다.

임상 연구는 안전이 최우선이므로 실험실에서 효과적일 거라 예상되는 실험 결과를 얻었다면 동물 실험을 통해 실제로 효과가 있는지와 함께 안전성을 확인해야 합니다. 동물 실험에서 안전성이 확인되었다 해도 환자를 대상으로 임상 시험을 할 때는 엄격한 통제 조건하에서 연구해야 합니다. 이 과정을 거쳐 시험 대상 약물이나 의료 기기가 특별한 부작용 없이 환자에게 도움이 된다는 사실을 입증해야 실제로 환자에게 적용할 수 있도록 판매 허가가 납니다.

결론적으로 의사 면허의 유무와는 상관없이 기초 의학이나 임상 의학에 종사하며 의학 발전에 도움이 될 만한 연구를 수행하는 사람들을 모두 의학자라고 할 수 있습니다.

# 의학자에게
# 필요한 건

# 뭘까?

의학자에게 가장 중요한 것은 무엇보다도 지식입니다. 지식에는 실험 기구를 다루는 기술, 실험 결과를 이용하여 통계 처리하는 방법, 연구에서 얻은 결과를 다른 사람들과 공유하고 토론할 수 있도록 논문으로 작성하는 방법처럼 연구자라면 필수적으로 갖춰야 하는 기본적인 기술들이 포함됩니다. 그보다 더욱 중요한 것은 당연히 의학 자체에 대한 지식에 정통해야 한다는 점입니다. 즉 현재 알려진 사실이 무엇이고, 이를 통해 장차 무엇을 알아내야 할 것인지, 그 내용이 의학 발전에 어떻게 도움이 될 것인지를 잘 알아야 합니다.

신종 플루 사례에서 확인할 수 있듯이, 의학 지식은 빠른 속도

주니어 대학

로 발전하고 있으며, 이전에는 알려지지 않았던 새로운 질병들도 계속해서 확인되고 있습니다. 그러므로 의학 연구에 종사하는 사람들은 이미 확립된 과거의 의학 지식을 습득해야 하는 것은 물론 최신 연구 동향에도 늘 주의를 기울여야 합니다.

지식과 더불어 의학 연구자에게 필요한 것은 바로 연구 윤리를 준수하는 태도입니다. 의학 연구를 위해선 연구 시설과 장비, 시약 구입 등에 많은 비용이 들어가는데, 이러한 비용은 대개 정부나 공공 재단, 연구 결과에 관심 있는 회사 등의 지원으로 마련됩니다. 따라서 공공의 재산이 헛되이 쓰이지 않도록 연구비 지출을 투명하게 관리해야 하며, 의미 있는 연구 결과를 얻을 수 있도록 노력해야 합니다.

그 밖에 연구를 수행하는 과정에서 발생하는 여러 윤리적인 문제들도 있습니다. 가령 실험에 동물을 사용하는 경우, 동물 역시 하나의 생명체로서 존중받을 권리가 있다는 사실을 잊지 말아야 합니다. 환자를 대상으로 연구를 진행하는 경우에는 환자와 보호자에 관한 비밀을 철저히 지켜야 하고, 연구 과정에서 발생할 수 있는 부작용에 대해 사전에 충분히 주의시켜야 합니다. 유전자나 배아를 다루는 경우에도 유전자나 배아를 어떻게 얻어서 어떻게 사용하고, 사용하고 남은 것은 어떻게 처리해야 하는지 등에 대해 기존에 마련된 윤리 규정을 준수해야 할 것입니다.

의학 연구를 위해서는 지식이나 연구 윤리처럼 의학자 개개인에게 요구되는 것뿐 아니라 사회적 차원의 관심과 지원 역시 반드시 필요합니다. 과학 연구는 이론만으로 이루어지는 게 아니라 실험을 통해 검증해야 하는데, 앞서 말했듯이 여러 가지 실험을 위한 연구 설비를 갖추려면 대개 개인 차원에서 감당할 수 없는 큰 비용이 투입되어야 하기 때문입니다. 또한 의학 연구를 통해 얻어진 결과는 한 개인의 이익이 아니라 백신처럼 사회 전체의 공익을 위해 사용되는 경우가 많습니다.

게다가 과거와 달리 지식의 양상이 복잡해지고 규모가 커진 현대 사회에서 의학자의 연구는 짧은 시간에 이루어지는 것이 아니라 평생이 걸릴 수도 있고, 자신이 못다 한 연구를 후배 의학자가 완성하는 경우도 있습니다. 이처럼 많은 비용이 소모되는 장기간의 협력 연구가 필요하다는 점을 고려해야 합니다. 따라서 기초 의학 연구의 발전을 위해서는 튼튼한 사회적 기반과 관심이 전제되어야 하며, 국가 차원의 경제적 지원이 필수라고 할 수 있습니다.

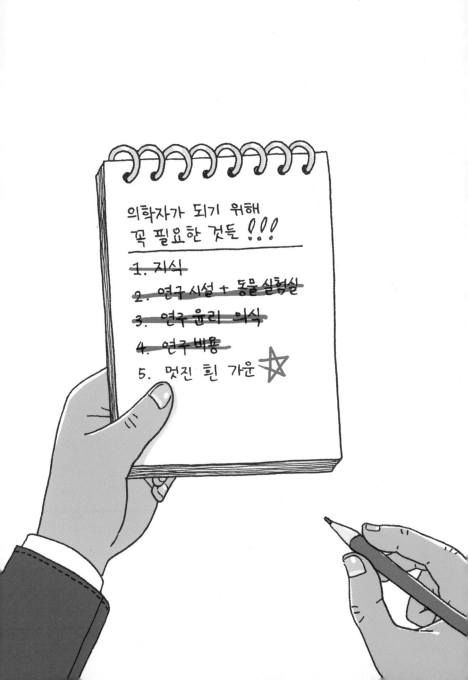

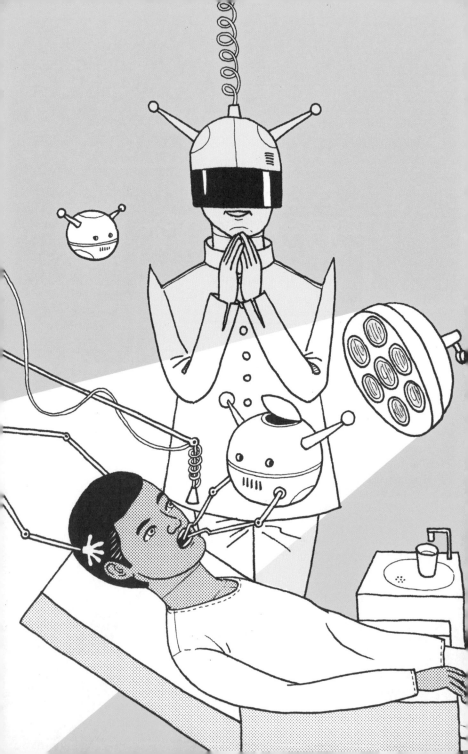

# 05

# 미래에는

## 의학이

## 어떤 모습으로

## 변화할까?

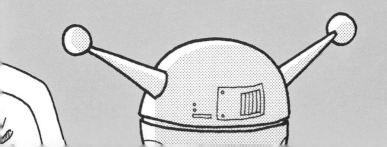

# 아샨티를
## 살릴 방법이

# 없다고?

1990년 9월 14일, 미국 국립 보건 연구소에 있는 병원에 입원 중이던 아샨티 데실바에게 인류 역사상 최초의 치료가 시작되었습니다. 아샨티의 부모가 이제껏 시도된 적이 없던 치료 방법을 받아들인 이유는 다른 어떤 치료로도 아기를 살릴 방법이 없었기 때문입니다. 이제 4세에 불과한 아샨티는 태어나자마자 중증 복합 면역 결핍증 환자임이 밝혀졌습니다.

후천적으로 면역 결핍 증상을 일으키는 에이즈처럼 중증 복합 면역 결핍증도 면역 기능이 결핍되어 감염병이라도 생기면 스스로 퇴치할 능력이 없어서 사망에 이르는 무서운 질병입니다. 에이즈와의 차이라면 선천적으로 타고나는 질병이고, 진행이 에이즈보다 훨씬 빠르며, 면역 기능이 저하되는 상태가 에이즈보다 더 심하다는 것입니다.

그러니 이 병에 걸린 아기는 사람을 감염시킬 가능성이 있는 병균과 떨어져 살아야 합니다. 병을 일으키는 균은 이 세상 어디에나 있으므로 이런 아기는 병원 한편에 마련된 무균실로 옮겨지게 됩니다. 의사, 간호사, 부모는 이 아기에게 병을 일으킬 수 있는 미생물을 지니고 있으므로 직접 접촉할 수 없습니다. 아기는 외부와 철저히 격리된 케이지라고 하는 좁은 공간에서 살아야 목숨을 조금이라도 더 유지할 수 있습니다. 그렇게 하더라도 2년을 넘기기 힘든 것이 당시의 의료 수준이었습니다.

중증 복합 면역 결핍증을 일으키는 원인은 여러 가지가 있는데 가장 잘 알려진 것은 아데노신 탈아민효소가 결핍된 경우입니다. 전체 중증 복합 면역 결핍증의 약 15퍼센트가 이 효소의 결핍 때문에 발생하는데, 이 효소가 결핍되면 면역 세포를 만들지 못합니다. 아샨티의 병도 이 효소의 결핍으로 인한 것입니다.

그럼 어떻게 치료해야 할까요? 가장 먼저 생각할 수 있는 방법은 아데노신 탈아민효소를 직접 몸에 넣어 주는 것입니다. 그런데 문제가 있습니다. 대부분의 약은 입으로 먹거나 혈관으로 주사해 주면 효과를 볼 수 있지만, 아데노신 탈아민효소는 면역 세포를 만드는 재료로 사용되어야 하므로 면역 세포를 만드는 세포에 직

주니어 대학

접 주입해야 하는데 그게 거의 불가능한 일이었습니다. 아데노신 탈아민효소 자체는 단백질로 이루어져서 외부에서 사람의 몸으로 넣더라도 물에 녹으므로 인체에서 필요로 하는 부위까지 무사히 도달하기가 어렵고, 한 번 주입하고 끝이 아니라 계속해서 주기적으로 넣어 주어야 하기 때문입니다.

그래서 아샨티의 주치의인 앤더슨 박사는 이제 막 시험 중인 유전자 치료를 생각해 보았습니다. 아데노신 탈아민효소를 직접 넣어 주는 게 아니라 이 효소를 합성하는 유전 정보를 가진 유전자를 아기의 몸속에 넣어 주어 아기의 몸이 스스로 만들어 내도록 하자는 것이지요.

> 면역 세포는 몸에 침입한 병원균이나 독소에 저항하여 이겨 내는 힘을 가진 세포를 말한다. 매크로파지라 불리는 면역 세포는 침입해 온 세균을 직접 공격하여 잡아먹어 버린다. 그래서 '대식 세포'라고 불린다.

그러나 이 치료법은 이론적으로 가능하다고 밝혀졌을 뿐 지금껏 시도된 적이 없었으므로 어떤 부작용이 발생할지 알 수가 없었습니다. 앤더슨 박사는 이 방면의 연구를 진행 중인 블리즈와 쿨버 박사의 조언을 구했고, 모두 다른 방법으로는 치료가 불가능하니 유전자 치료를 시도해 보자고 했습니다.

부모의 동의를 구한 앤더슨 박사와 연구진은 미국 식품 의약품 안전청에 유전자 치료를 시도하겠다고 신청했습니다. 아무리 많은 시험을 거친다 해도 사람의 몸에서 어떤 일이 벌어질 것인지는 예

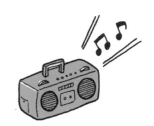

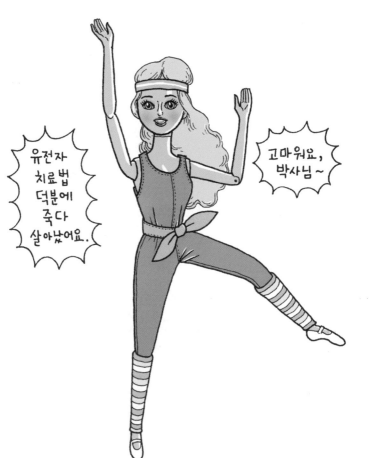

상할 수 없으므로 임상 시험에는 신중한 태도가 요구될 수밖에 없습니다. 다행히 식품 의약품 안전청의 승인을 받아 1990년 9월 14일에 치료를 시작하기로 한 것입니다.

결과는 대성공이었습니다. 아샨티의 몸에서는 아데노신 탈아민 효소가 만들어지기 시작했고, 면역 기능도 서서히 회복되어 갔습니다. 아샨티는 학교에 들어가 친구들과 함께 공부와 운동을 할 수 있게 되었고, 엄마보다 덩치가 더 커졌습니다.

사람의 질병 중에는 유전자에 이상이 생겨 발생하는 병이 많이 있는데 이상이 생긴 유전자 대신 정상인 유전자를 넣어 주는 치료법으로 완치할 수 있을 것이라는 희망이 생긴 것입니다. 아샨티 데실바 이후로 아데노신 탈아민효소 결핍에 의해 발생한 중증 복합 면역 결핍증 환자들은 유전자 치료를 통해 정상을 되찾을 수 있게 되었습니다. 현재는 아데노신 탈아민효소 외에 다른 유전자의 이상으로 발생한 질병에 대해서도 유전자 치료를 이용하여 완치하려는 연구가 진행 중입니다.

# 줄기세포로

# 장기를
# 만든다고?

유전자는 사람의 몸속에 들어 있는 DNA 중에서도 특정 단백질을 합성하는 데 필요한 일부분을 가리킵니다. 사람의 DNA에는 약 2만 2,000가지 종류의 유전자가 들어 있습니다. 인체는 이 유전자가 지닌 정보를 이용하여 필요할 때마다 약 10만 가지의 단백질을 합성할 수 있습니다.

DNA에 2만 2,000가지 종류의 유전자가 들어 있다는 말은 전체 DNA 중에서 각각의 유전자가 고유한 위치를 차지하며 하나의 구조를 형성하고 있다는 뜻입니다. DNA가 외부의 자극 때문에 망가지거나 변이가 생기는 경우는 흔히 있습니다. 유전자 치료는 이런 이상이 있을 경우, 정상적으로 기능하는 유전자를 주입하는 방식을 말합니다.

지금까지 유전자 치료를 시도한 것이 모두 성공한 것은 아닙니다. 하지만 아샨티 이후로 유전자 치료를 시작한 어린이가 생존하는 확률이 높아졌으며, 이상이 있는 유전자 대신 제 기능을 하는 유전자를 주입하여 정상을 되찾게 하는 연구가 갈수록 좋은 결과를 얻고 있습니다. 질병은 선천적이든 후천적이든 유전자 이상에 의해 발생하는 경우가 많으므로 미래에는 더 많은 유전자 치료가 가능해져서 현재로서는 불치이거나 난치인 질병들도 해결할 수 있을 것이라고 기대해 봅니다.

기계를 오래 사용하면 녹이 슬고 못쓰게 되듯이 사람의 장기도 나이가 들면 점점 기능이 떨어집니다. 또한 질병을 일으키는 미생물에 감염되거나 몸에 해로운 물질을 너무 많이 섭취함으로써 간이나 폐에 치명적인 손상이 생길 수도 있습니다. 장기가 손상되어 못쓰게 되었을 때 현재는 장기 이식이 유일한 치료법입니다. 그러나 새로운 장기를 받아야 하는 환자보다 제공하겠다는 사람이 적은 것이 문제입니다.

장기 이식에서 가장 중요한 것은 장기를 받는 사람의 몸이 주는 사람의 장기가 남의 것이 아니라 내 것이라고 인식하는 일이며, 이를 위해서 면역 형질이 일치해야 합니다. 그러나 면역 형질이 일치할 확률은 수십만 명 중 한 명에 불과할 정도로 낮습니다. 내게 이식되는 장기를 내 것이라고 인식하게 하려면 내 자신의 장기를 이용하면 되겠지요. 그러나 사람은 콩팥을 제외하고는 모든 장기가 하나씩만 있습니다.

장기 이식의 이러한 난점을 해결하기 위해 내가 가진 줄기세포를 이용하여 장기를 만들어 내는 방법을 생각할 수 있습니다. 줄기세포란 처음 정자와 난자가 만난 단세포에서 사람이라고 하는 아주 큰 세포의 덩어리로 발전하는 것처럼, 세포는 세포인데 우리 몸의 어떤 부분으로도 자라날 수 있는 세포를 가리킵니다. 줄기세포는 태아 때만 존재하는 것이 아니라 다 자란 후에도 남아 있으므로 이를 분리하여 연구실에서 장기로 성장시킬 수만 있다면 고장 난 장기 대신 새로 키워 낸 장기를 이식할 수 있습니다.

현대 의학은 줄기세포를 분리하여 성장시켜 보는 단계에 머물러 있지만 미래에는 줄기세포를 이용하여 심장, 혈관, 간, 피부 등 원하는 신체 부위를 마음대로 키워 낼 날이 올 것입니다. 물론 장기의 일부가 손상된 경우에는 그 상태에서 손상 부위만 제거한 다음 소량의 줄기세포를 그 장기에 심어 줌으로써, 줄기세포가 장기의 손상된 부분을 메꾸어 치료하는 방법도 가능할 것으로 기대됩니다.

유비쿼터스는 언제 어디에나 존재한다는 뜻으로, 유비쿼터스 헬스란 현대 사회에서 급격히 발전하는 정보 기술을 이용한 의료

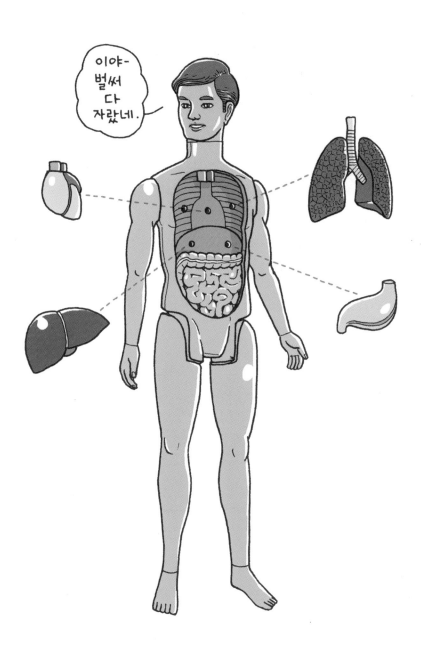

방법입니다. 휴대 전화 같은 통신 기기에 개인의 의료 정보를 모두 담거나 나라 전체의 의료 정보를 관리하는 메인 컴퓨터를 각자의 휴대 전화에 연결시켜 놓고 문제가 발생하면 실시간으로 의료 정보를 공유하는 기술을 가리킵니다.

여기서 한 걸음 더 나아가면 병원에 입원하지 않고도 주치의가 수시로 환자의 상태를 확인할 수 있고, 정기적으로 병원을 방문해야 할 날짜나 약을 먹을 시간을 휴대 전화가 알려 줄 수도 있을 것입니다. 평생을 두고 어느 시기에 어떤 검진을 받아야 하는지를 전화를 통해 아는 일도 당연히 가능할 것입니다. 때와 장소를 가리지 않고, 필요한 의료 행위를 적절하게 받도록 하자는 것이 유비쿼터스 헬스의 목적이자 추진 방향입니다.

# 질병이 몇 살 때
# 발생할지

# 알 수 있다고?

　　현대 의학이 아무리 발전하여 별의별 일이 다 벌어진다 해도 아직까지 사람이란 존재는 미래를 예측할 능력은 없습니다. 그렇지만 하루가 다르게 발전하는 생명 과학 기술은 이제 피 한 방울만으로 그 사람이 현재 어떤 병이 진행 중이고, 장차 일생을 살아가는 동안에 몇 살 때 어떤 병에 걸릴 것인지를 예측할 수 있는 정도가 되었습니다. 유방암에 걸릴 가능성이 높다는 이유만으로 아직 발생하지도 않은 암을 예방하려고 가슴을 잘라 내는 수술을 받은 영화배우 안젤리나 졸리가 바로 이 예에 해당합니다.

　현재는 몇 가지 소수의 질병에 대해서만 유전자와의 상관관계와 그 질병의 예후에 대한 연구를 완료했을 뿐이므로 모든 질병에 대해 발생 가능성을 예측할 수 있는 것은 아닙니다. 그러나 질병과 관련을 지닌 유전자의 이상을 찾아내는 연구가 전 세계적으로 널리 진행 중이므로 가까운 미래에 개인이 가진 유전 정보를 이용하여 유전자와 관련된 질병이 몇 살 때 발생하여 어떻게 진행될 것인가를 모두 예측할 수 있게 될 것입니다.

지금은 산모가 태아를 임신하면 가족력을 지닌 유전 이상을 대상으로 검사를 통해 태아가 어떤 질병을 갖고 태어날지를 예상하는 단계입니다. 그러나 앞으로는 태아 때 실시한 유전자 검사만으로 평생 어떤 질병이 언제쯤에 나타날 확률이 몇 퍼센트인지를 알아낼 수 있다는 뜻이지요.

그런데 이런 방향으로 의학이 발전하는 것이 과연 바람직하기만 한 일일까요? 미래에 일어날 일을 조금이라도 알 수 있는 상황은 위험에 미리 대비할 수 있다는 점에서 바람직하게 생각될 수도 있습니다. 그러나 '모르는 게 약'보다 '아는 게 힘'이 반드시 좋은 것만은 아닙니다.

보험 제도는 언제 누구에게 닥칠지 모르는 위험을 공동으로 대비하자는 개념에서 출발한 것입니다. 의료 보험의 경우 사적으로 보험을 드는 사람들이 점점 늘고 있습니다. 새로운 의료 기술이 계속 개발됨으로써 병이 생겼을 때 치료를 받거나 진단할 때 드는 의료비가 날이 갈수록 증가하기 때문이지요. 그런데 이런 보험 상

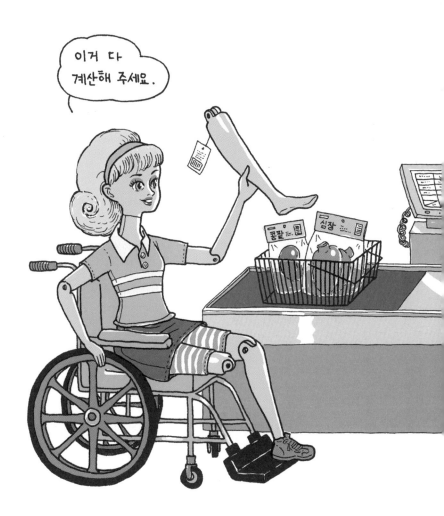

품을 취급하는 보험 회사는 영리를 목적으로 하는 회사이므로 질병 발생 가능성이 높은 고객은 받지 않는 것이 이익입니다. 지금도 몇몇 보험 회사에서는 건강을 체크해 준다는 구실로 유전 정보가 담긴 시료를 수집해 가는 경우가 있는데 그 정보가 어디에 사용되는지는 아무도 모릅니다. 특정 질병 발생 가능성이 높은 사람의 경우 보험 가입을 거절하기 위해 사용할 것이라는 추측만 가능하지요.

유비쿼터스 헬스는 사람들이 시간과 공간의 제한 범위를 넘어서 의료의 혜택을 마음껏 누릴 수 있게 해 줄 것입니다. 유전자 치료나 세포 치료는 원인을 알지만 현재로서는 치료가 불가능한 많은 질병을 완치시켜 줄 수 있을 것이라는 기대를 불러일으키는 새로운 치료 기술입니다.

이 외에도 수술 부위가 사람의 손으로 하기 힘들 정도로 미세하거나 손이 닿기 어려운 위치에 있는 경우 로봇을 이용해 수술하는 것처럼 수술이나 의학적 시술을 위한 기구는 지금으로서는 상상하기 힘들 정도로 발달하게 될 것이고, 이를 위해 의학은 물론 기계 공학, 전자 공학, 물리학, 화학 등 관련 분야의 지식이 적극 적용될 것입니다.

줄기세포를 이용하여 공장에서 물건을 찍어 내듯이 공학적으로 인공 장기를 대량 생산하는 일에도 현재 많은 연구자들이 관심을 가지고 뛰어들고 있습니다. 정보 기술이 더욱 발전한다면 의사를 직접 만나지 않고 진찰을 받거나 병원에 가지 않고 작은 의료용 기계를 이용하여 스스로 진단이나 질병 치료 과정을 행하는 일도 가능해질 것입니다.

로봇 수술이란 첨단 수술 기구인 로봇을 환자에게 장착하고 수술자가 원격으로 조종하여 시행하는 복강경, 내시경 수술 방법이다. 하나 또는 여러 개의 구멍을 뚫어 수술을 시행한다.

그렇지만 사보험의 예에서 볼 수 있듯이 의학 발전의 혜택이 모든 사람에게 골고루 좋은 방향으로 돌아가지 않을 수도 있습니다. 따라서 발전하는 의료의 혜택을 어떻게 누리게 할 것인가에 대한 공정한 의료 정책 수립이 점점 더 중요해집니다.

세상이 발전한다는 것은 그 분야가 발전되는 것은 물론이고 관련 분야가 함께 발전함을 의미합니다. 의사가 되면 의사로서 할 수 있는 일의 종류가 늘어날 것이고, 의사가 아니더라도 의학 및 의료 발전에 기여할 수 있는 일은 많아질 것입니다.

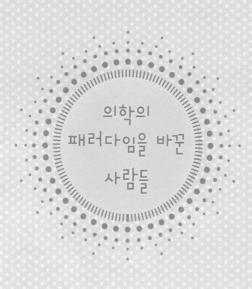

2부

의학의
패러다임을 바꾼
사람들

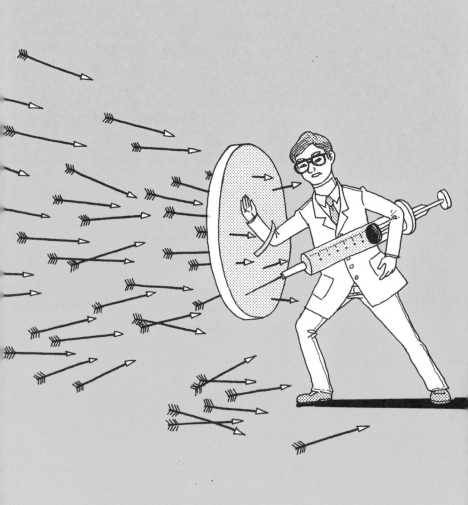

# 01

# 20세기에

## 가장 많은 사람의

## 목숨을 구한

## 힐만

# 볼거리에
# 걸린

# 딸

1963년 3월 21일, 미국 펜실베이니아 주 필라델
피아 외곽에 살던 모리스 힐만은 다섯 살인 딸 제릴린이 깨우는
바람에 한밤중에 일어났습니다.

"아빠, 나 목이 아파."

시계는 새벽 1시를 가리키고 있었습니다. 제릴린은 입에서 목으
로 넘어가는 인후 부위의 통증을 호소했습니다. 힐만은 제릴린의
한쪽 뺨이 부푼 걸 발견하고는 딸이 유행성 이하선염(볼거리)에 걸
렸음을 쉽게 알 수 있었습니다. 힐만은 우는 딸을 침대로 데려가
달래 주며 다시 잠들게 했습니다. 이것이 당시로서는 거의 유일한
치료법이었습니다.

미생물학자로 명성을 쌓아 가던 힐만은 아침이 되면 남아메리카로 장거리 출장을 떠나야 할 상황이었습니다. 유행성 이하선염은 합병증만 발생하지 않으면 시간이 해결해 주는 질병이었기 때문에, 출장을 마치고 돌아올 때쯤이면 딸의 병은 다 나아 있을 가능성이 높았습니다. 그러나 힐만은 딸의 고통을 대하면서 유행성 이하선염을 해결할 수 있는 방법을 찾아야겠다고 결심했습니다.

일단 딸에게 생긴 병소(병이나 상처가 난 자리)를 이용하여 유행성 이하선염에 대한 연구를 진행하기로 했습니다. 힐만은 딸의 침샘에서 검체(시험, 검사, 분석 따위에 쓰는 물질)를 분리하기 위해 이늦은 밤에 자기 실험실로 차를 몰았습니다. 집에는 실험 도구가 없으므로 20분 거리에 있는 연구실로 달려가 검체를 얻는 데 필요한 실험 기구를 가져와야 했습니다.

잠든 제릴린의 뺨에서 연구에 필요한 검체를 얻은 후 다시 연구실로 달려가 냉장고에 보관해 두었습니다. 힐만은 제대로 잠을 자지 못한 상태로 장거리 여행을 떠났고, 여행을 마치고 집으로 돌아왔을 때 어린 딸은 예상대로 완쾌되어 있었습니다.

유행성 이하선염은 바이러스에 감염되어 발생하는 질병입니다. 이 바이러스는 입안에 있는 세 가지 침샘 중 귀밑에 위치한 침샘이 부풀어 오르는 것이 특징입니다. 귀밑에 있는 침샘이 부풀어 오르는 것은 유행성 이하선염 바이러스가 이곳에서 자라나기 때

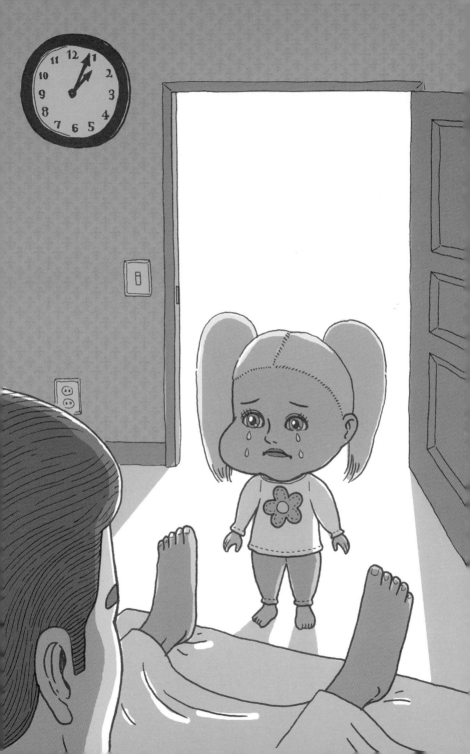

문입니다. 처음에는 한쪽 침샘만 커지지만 며칠 지나면 처음에 커진 침샘은 작아지고 다른 쪽 침샘이 커지는 경우가 많습니다. 통증이 있어도 참지 못할 정도로 심하지는 않은 경우가 대부분이며, 보통 일주일 정도 지나면 낫습니다. 문제는 뇌수막염과 같은 합병증이 생기는 경우인데 심하면 치명적인 결과를 낳을 수도 있으므로 조심해야 합니다. 오늘날에는 아기가 태어나면 예방 접종을 통해 미리 면역 기능을 강화시키기 때문에 유행성 이하선염 환자의 수가 전보다 크게 줄어들었습니다.

1960년대까지 미국에서 많은 경우에는 한 해에 20만 명이 넘는 어린이들이 유행성 이하선염을 앓을 정도로 흔한 전염병의 하나였지만 뚜렷한 해결책이 마련되지 않은 상태였습니다.

약 한 달 후, 딸에게서 얻은 검체로부터 바이러스를 분리한 힐만은 이를 이용하여 유행성 이하선염 바이러스에 대한 백신을 개발하는 데 힘썼습니다. 제릴린의 동생 커스텐이 임상 시험에 참여하는 등 4년에 걸친 노력 끝에 유행성 이하선염 예방 백신을 성공적으로 개발할 수 있었습니다. 그리하여 1967년부터 힐만이 개발한 유행성 이하선염 예방 백신을 누구나 사용할 수 있게 되었습니다.

# 전염병의
# 공포를 덜어 준

# 백신

　　사람이 외부에서 들어온 병원체에 대항하여 싸우는 기능을 면역이라 합니다. 질병의 원인이 되는 개체를 병원체라 하는데 가장 대표적인 것이 미생물입니다. 미생물은 바이러스, 미코플라스마, 세균, 리케차, 진균, 원생동물을 들 수 있습니다.

　　미생물 중에는 사람에게 감염되더라도 전혀 해가 없는 것도 있고 이로운 일을 하는 것도 많지만, 사람에서 사람으로 전파되면서 인류 전체를 위기에 몰아넣을 만큼 강력한 해를 끼치는 것도 있습니다.

　　18세기가 거의 끝나 갈 무렵까지는 미생물 감염에 의한 전염병을 해결할 수 있는 방법이 전혀 없었습니다. 단지 경험적으로 전염병이 사람에서 사람으로 전파된다는 사실을 알았으므로 도망을 가거나 환자를 마을에서 쫓아내는 방법으로 피하는 것이 고작이었습니다. 앞서 말했듯이 영국의 제너가 천연두, 프랑스의 파스퇴르가 탄저병과 광견병에 대한 예방 백신을 제조하는 데 성공함으로써 인류는 어떤 전염병이든 예방 백신을 통해 해결하려고 생각하게 되었습니다.

그런데 백신을 만드는 일이 그렇게 쉽게 이루어지지는 않았습니다. 백신을 만들어 봐야 효과가 없는 경우도 있었고, 때로는 오히려 백신을 맞고 병에 걸리는 일도 발생하곤 했습니다.

백신은 인체의 면역 기능을 이용한 것입니다. 면역이란 인체가 처음으로 병원체를 접할 때 그 병원체에 대한 기억을 저장해 놓았다가 또 접하게 되는 경우 대항하여 싸울 수 있는 항체를 더 빨리, 더 많이 만드는 방어 기전을 가리킵니다.

백신을 접종한다는 것은 약한 병원체를 한 번 주입해 면역력을 길러서 다음에 그 병원체가 몸속에 들어오면 더 잘 싸워 달라는 뜻입니다. 그러므로 백신을 접종할 때는 인체가 그 백신을 기억할 수 있어야 하고, 이 백신 자체로 인해 병에 걸리지 않도록 백신 제조에 이용되는 미생물을 약하게 하거나 죽인 후에 사용해야 합니다.

미생물도 생명체이고, 종류에 따라 특성이 다르므로 백신을 미

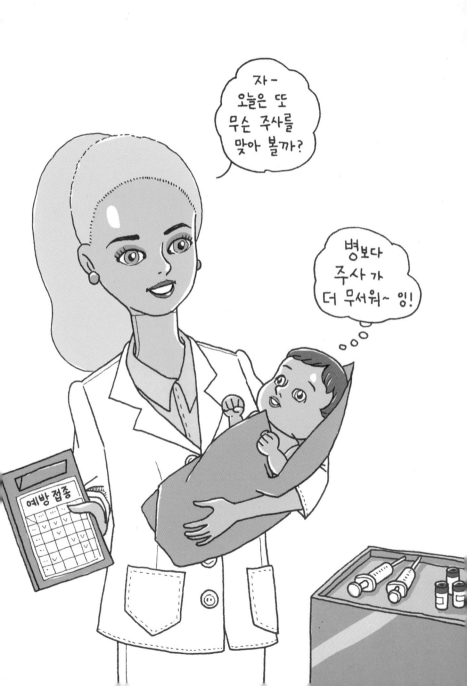

생물 종류에 상관없이 똑같은 방법으로 만들어 낼 수는 없습니다. 미생물 각각의 특성에 따라 어떻게 만드는 것이 가장 효과가 있을지를 생각하고, 그 목적에 맞게 만들어야 예방 접종을 할 때 더 좋은 효과를 얻을 수 있습니다.

1901년, 최초의 노벨 생리 의학상을 수상한 독일의 베링은 디프테리아를 해결할 수 있는 백신을 만든 업적을 인정받았습니다. 이미 여러 가지 백신 제조법이 개발되어 있던 상태에서 베링이 노벨상의 영광을 차지할 수 있었던 것은 그 이전에는 볼 수 없었던 새로운 방법으로 백신을 개발했기 때문입니다.

에이즈처럼 이미 30년 가까이 전 세계 수많은 과학자들이 백신을 만들려고 연구하고 있지만 아직 성과가 없는 경우는 백신을 만드는 일이 아주 어려울 수도 있음을 보여 주는 예라 하겠습니다.

19세기 말 파스퇴르를 시작으로 20세기 초까지 베링, 기타사토, 코흐, 칼메트, 게랭 등 여러 학자들이 백신을 만들고자 했을 때는 각각의 전염병을 일으키는 세균 또는 바이러스를 어떻게 약화시키는가가 가장 큰 과제였습니다. 살아 있는 상태에서 활동력을 약화시킬 수 있는 약물로 처리하기도 하고, 아예 멸균 상태로 만들어서 예방 접종 실험을 하기도 했습니다.

지금은 거의 사라져 가는 질병이 되었지만 제2차 세계 대전을 미국의 승리로 이끈 루스벨트 대통령은 젊은 시절에 소아마비에 걸려 평생 불편한 걸음걸이로 지내야 했습니다. 루스벨트는 대통령에 당선된 후 소아마비 해결을 위해 많은 투자를 했으며, 그 결과 소아마비 백신이 개발되어 이제는 소아마비 환자가 점점 감소하여 언젠가는 박멸될 수도 있을 것으로 기대됩니다.

소아마비 백신을 최초로 개발한 사람은 소크라는 학자로, 미국 샌디에이고에는 그의 이름을 딴 유명한 연구소가 있습니다. 하지만 그가 개발한 백신은 뒤를 이어 세이빈이라는 학자가 개발한 더 투여하기 편하고, 효과가 좋은 백신으로 대체되었습니다. 백신은 주사를 놓는 걸로 흔히 생각하지만 세이빈이 개발한 소아마비 백신은 먹는 것이므로 투여하기가 아주 편했습니다.

이와 같이 백신은 만드는 방법이 다양하고, 어떤 방법을 선택해야 효과가 좋은 백신이 나올지는 예측하기 힘들며, 때로는 아무리 노력한다 해도 백신을 만들지 못하는 경우도 있습니다. 이런 제한점이 있기는 하지만 백신은 오늘날 질병을 해결할 수 있는 가장 좋은 방법으로 여겨집니다. 질병이 유행하기도 전에 미리 그 병으로부터 해방될 수 있으니 말입니다.

# 40가지 백신을
# 개발한

# 힐만

모리스 힐만은 1919년 8월 30일, 미국 몬태나 주 마일즈시티에서 태어났습니다. 전형적인 시골인 이곳에서 이미 7남매를 둔 부모의 쌍둥이로 잉태되었던 힐만은 태어날 때 쌍둥이 여동생과 어머니를 함께 잃고 말았습니다. 부양에 대한 부담으로 아버지는 자식들을 삼촌에게 맡겼고, 힐만은 어려서부터 농장의 동물을 돌보며 자라났습니다. 대가족이 농사일을 하며 살아간다는 것은 쉬운 일이 아니었지만 힐만은 이때부터 생명 현상의 신비함을 온몸으로 느끼며 장차 생물학자가 될 자질을 닦아 나갔습니다.

힐만이 고등학교를 졸업한 후 백화점 점원 생활을 하고 있을 때

형 중 한 명이 똑똑한 힐만을 대학에 보내야 한다고 가족에게 주장했습니다. 덕분에 힐만은 몬태나 주립 대학에 진학할 수 있었습니다. 시카고 대학에서 박사 학위를 받은 후에는 제약 회사에서 일하기 시작했습니다. "과학은 무엇인가 유용한 것을 만들어야 한다."는 평소의 생각을 실천으로 옮기기 위해서였지요.

힐만이 제일 먼저 이룬 업적은 일본 뇌염 예방 백신을 개발한 것입니다. 여름이 되면 우리나라 매스컴에도 가끔씩 등장하는 일본 뇌염은 모기가 사람의 피를 빨 때 질병의 원인이 되는 바이러스를 인체에 주입시키기 때문에 발생하는 질병입니다. 제2차 세계 대전 때는 미군들이 일본 뇌염에 걸려 아주 심하게 고생을 했는데, 힐만이 백신을 개발함으로써 일본 뇌염의 공포로부터 해방될 수 있었습니다.

그 후로 힐만은 독감 바이러스의 변종이 발생하는 과정을 연구해 여러 가지 변종 독감에 대한 백신을 개발했고, 유행성 이하선염 백신 등 40가지 감염 질환에 대한 백신을 개발했습니다. 이것이 바로 그가 20세기에 가장 많은 사람의 목숨을 구했다는 평가를 받는 이유입니다.

특정 질병의 백신을 만들려면 그 질병의 원인이 되는 미생물을 찾아내야 합니다. 힐만은 백신 개발에 노력을 기울이면서 동시에 직접 병원체를 찾아 나서기도 했습니다. "그의 인생을 돌이켜 보면 불가능하다고 할 정도로 많은 일을 했다."는 평가를 들을 정도로 의학자로서 훌륭한 업적을 남긴 힐만은 2005년 4월 11일에 세상을 떠났습니다.

"힐만 덕분에 미국에서 1년에 800만 명이 목숨을 건질 수 있게 되었다.", "현대의 과학자 중 누구도 힐만만큼 많은 생명을 살려 낸 이는 없다.", "힐만이 노벨상을 받지는 못했지만 역사상 가장 훌륭한 바이러스 학자다.", "그가 남긴 업적과 비교할 때 일반인들에게 가장 덜 알려진 학자다." 등의 평가를 힐만은 받게 됩니다.

힐만은 의사가 아니면서도 의학 발전에 공헌한 대표적인 의학자입니다. 평생을 감염병의 원인이 되는 바이러스를 분리하고, 이 바이러스에 의한 질병을 예방할 수 있는 백신 개발에 힘을 쏟았지요. 그뿐만 아니라 미국의 백신 프로그램이나 세계 보건 기구의 자문 위원 등으로 활동하며 공중 보건에도 큰 역할을 했습니다.

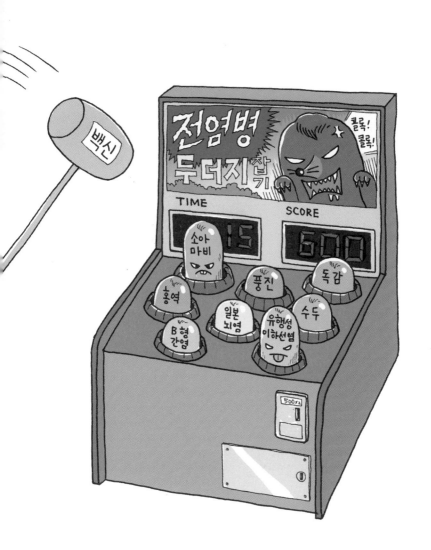

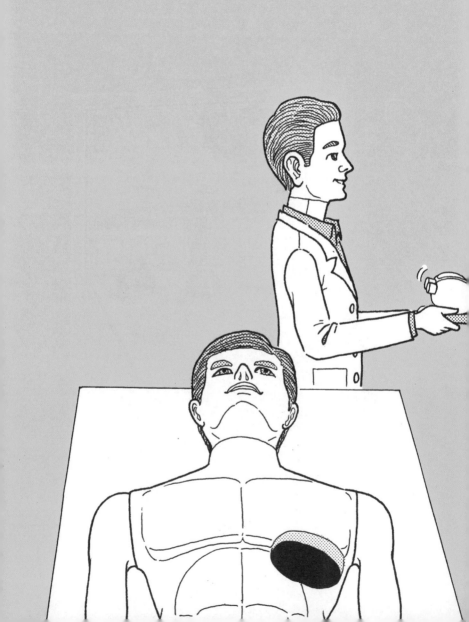

# 심장 이식 수술의

선구자,

바너드

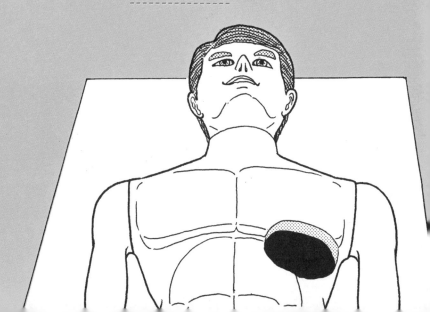

# 최초의
# 심장 이식

# 수술

1967년이 저물어 갈 무렵, 남아프리카 공화국 케이프타운에 위치한 그루테 슈어 병원에 54세의 환자가 입원해 있었습니다. 당뇨로 고생하던 그 환자는 심장 동맥에 혈전(핏속에 생긴 덩어리로 피의 흐름에 방해가 되고, 작은 혈관 어딘가에 걸리기라도 한다면 아주 치명적인 결과를 낳을 수 있음.)이 생겨 과거에 세 번이나 심장 발작을 일으켰을 만큼 상태가 악화되어 있었습니다.

심장은 온몸에 필요한 산소를 공급하는 장기입니다. 사람의 몸은 몇 분 동안만 산소 공급이 중지되더라도 사망에 이를 수 있는데, 이 환자의 심장은 피를 짜내는 기능을 거의 못하는 상태였으므로 그대로 둔다면 얼마 지나지 않아 사망할 것이 확실했습니다.

이미 못쓰게 된 심장의 기능을 회복시키는 방법은 현재까지도 존재하지 않습니다.

담당 의사 바너드는 환자에게 심장 이식 수술을 제안했습니다. 못쓰게 된 심장을 제거하고 사용 가능한 심장으로 갈아 끼우자는 것입니다. 문제는 인류 역사상 이런 수술을 시도하여 성공한 적이 한 번도 없다는 것입니다. 게다가 당시에는 인공 심장이 개발되지 않은 시기였습니다. 그러므로 새로 넣어 줄 수 있는 심장이라곤 다른 사람의 몸에서 떼어 낸 것뿐이었습니다.

그런데 다른 사람의 몸에서 심장을 떼어 낸다는 것은 심장을 내주는 사람이 생명을 잃는다는 뜻이니 함부로 심장을 떼어 낼 수 없습니다. 그렇다면 죽어 가는 사람의 몸에서 심장이 고장 나지 않은 상태로 심장을 떼어 내야 하는데 다시 살아날 가능성이 있는 사람에게서 심장을 떼어 낼 수는 없습니다. 따라서 이식 수술을 위해 심장을 줄 수 있는 사람은 뇌사 상태에 빠진 경우입니다.

그러던 1967년 12월 2일, 하늘 한가운데 뜬 해가 서쪽을 향해 서서히 기울어질 때, 혼수상태에 빠진 교통사고 환자 한 사람이 입원했습니다. 머리에 충격을 받은 이 여자 환자는 의료진의 노력에도 불구하고 5시간이 지나면서 회복이 불가능한 상태로 접어들었습니다. 약 한 시간 뒤에는 인공호흡기로 호흡을 도와주지 않으면 언제 세상을 떠날지 모르는 상황이 되었습니다. 그녀를 진찰한

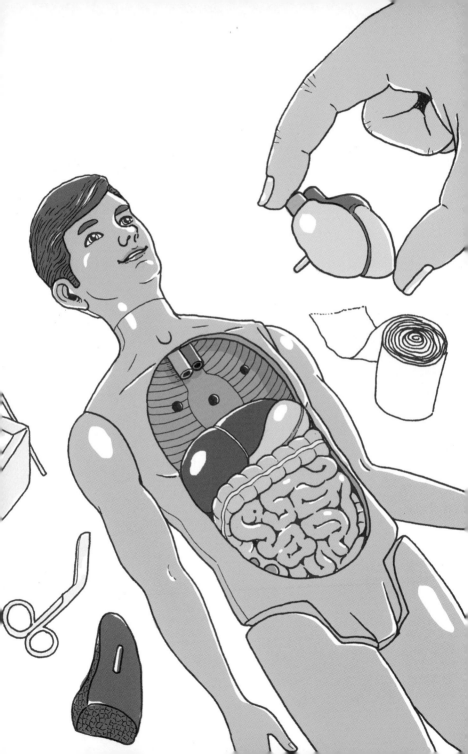

신경외과 의사는 더 이상의 치료가 불가능하다는 판정을 내렸습니다. 뇌사 상태에 빠진 것입니다.

바너드는 이미 수년 간 심장 이식 수술을 위해 동물 실험을 해 오던 상태였습니다. 뇌사 상태에 빠진 환자의 보호자에게 동의를 구해 이 환자의 심장을 이식에 사용하기로 했습니다. 물론 심부전(심장의 수축 운동이 비정상적이어서 신체의 각 부위로 피를 충분히 보내지 못하는 병적인 상태) 환자의 동의도 얻었습니다. 다행히 두 사람은 혈액형이 같았고, 이식의 성공 여부에 아주 중요한 조직 적합성 항원도 일치했습니다.

1967년 12월 2일에서 3일로 바뀐 직후 심장을 줄 환자와 받을 환자가 수술실로 옮겨졌습니다. 뇌사 상태에 빠진 환자의 가슴을 열고 체온을 떨어뜨리기 시작했습니다. 그러고 나서 심장을 꺼내 생리 용액에 담근 다음 혈액이 심장으로 흘러가도록 했습니다.

바너드는 심부전 환자의 체온을 떨어뜨리고 심장을 절제한 후 옆방에서 전해진 심장을 심부전 환자의 혈관에 연결하기 시작했습니다. 혈관 연결을 끝낸 뒤 심부전 환자의 체온을 올리기 시작하여 정상 체온에 이르자 그때까지 심부전 환자의 생명을 유지시켜 주던 인공 심장 박동 조율기를 제거했습니다.

5시간 이상 걸린 수술은 아침 6시가 지나서야 끝이 났습니다. 애타게 소식을 기다린 병원장에게 전화로 수술을 시행했고, 결과가 좋다는 내용이 전해졌습니다. 인류 역사상 최초로 심장 이식 수술이 성공한 것입니다.

# 200마리가 넘는
## 개를

## 수술했다고?

사람의 몸에 있는 장기는 대부분 한 개뿐이고 각각 나름대로의 기능이 있으므로 제거해서는 안 되는 경우가 대부분입니다. 그런데도 의사가 수술로 잘라 내자고 할 때는 병세가 심하여 그냥 두는 것이 제거하느니만 못한 경우입니다.

장기의 어느 부위를 얼마나 잘라 내고, 어떻게 연결하며, 장기로 연결되는 혈관을 어떻게 보존함으로써 수술 중에 출혈이 생기는 것을 방지하고, 수술 후에 피가 잘 흐르게 할 것인지 등에 따라 여러 가지 수술 방법이 개발되어 있습니다.

또한 간과 같이 병이 생긴 부위 일부만 잘라 내더라도 재생이 잘 되는 경우가 있고, 콩팥처럼 두 개여서 하나를 잘라 내도 전체의 기능에는 큰 문제가 없는 경우도 있습니다. 편도선이나 막창자 꼬리처럼 잘라 내도 몸에 별 이상이 생기지 않는 장기도 있지만 심장처럼 일부만 잘라 내는 것이 불가능하고, 전체를 잘라 내면 즉시 생명을 잃게 되는 것도 있습니다.

그러므로 못쓰게 된 장기를 치료하려면 여러 가지 사항을 고려해야만 합니다. 하지만 장기 이식을 처음 시도하던 시기에는 그때까지 인지하지 못했으나 해결해야 할 문제가 계속 발견되는 바람에 어려움이 클 수밖에 없었습니다.

인류 역사상 최초로 이식 수술에 성공한 장기는 콩팥입니다. 콩팥은 두 개 중 한 개만 있더라도 기능에 별 문제가 없으므로 혈액형과 조직 적합성 항원이 장기를 주고받기에 적합하기만 하다면 상대적으로 쉽게 이식 수술을 할 수 있습니다.

1953년에 미국에서 인류 역사상 최초의 콩팥 이식 수술이 성공적으로 시행되었습니다. 이로써 장기 이식이라는 새로운 방법이 환자 치료에 이용될 것이라는 기대가 생겼고, 그 후로 각종 장기에 대한 이식 수술이 널리 연구되기 시작했습니다. 이식 수술에 관심이 많았던 바너드는 1967년에 남아프리카 공화국 최초로 콩팥 이식 수술에 성공한 바 있습니다.

심장의 특징이라면 끊임없이 혈액이 들어오고 나간다는 것입니다. 그러므로 심장을 떼어 내어 다른 것으로 갈아 끼울 동안 온몸에서 필요로 하는 산소를 운반해야 할 혈액을 인체 각 부위로 어떻게 보낼 것인가가 가장 큰 과제였습니다. 이를 위해 여러 연구 팀들은 각각의 아이디어를 바탕으로 수술 중에 심장 대신 펌프질을 해 줄 펌프를 개발하여 피가 심장 대신 이 펌프를 통해 온몸으로 보내질 수 있도록 했습니다.

개를 이용한 실험을 통해 심장 이식 과정에서 체온을 몇 도까지, 얼마의 시간에 걸쳐 떨어뜨렸다가 회복시키는 것이 가장 좋은지, 혈관을 어느 것부터 어떻게 묶는 것이 좋은지 등에 대한 연구를 진행하면서 계속해서 지식을 쌓아 갔습니다.

이와 같은 연구를 통해 바너드에게 가장 큰 영향을 끼친 인물로 러시아의 데미코프를 들 수 있습니다. 이식 수술에 지대한 관심을 가진 데미코프는 콩팥, 이자, 간, 위와 창자 등의 장기는 말할 것도 없고 동물의 다리, 머리 등을 이식하기도 했습니다. 그가 실험에 쓴 개는 200마리가 넘는 것으로 알려졌으며, 완전히 성공하지는 못했지만 약 한 달까지 생존한 경우도 있었습니다.

심장 이식 수술에 대해서만큼은 전 세계에서 가장 선구자였던 까닭에 데미코프는 거의 모든 과정에서 새로운 시도를 해야 했습니다. 심장을 떼어 내는 동안 혈관을 어떻게 자르고 어떻게 연결할 것이며, 그 시간에 체온을 얼마로 유지하고, 피는 어디로 흐르게 할 것이며, 몸 밖으로만 나오면 굳기 시작하는 피의 응고를 막

주니어 대학

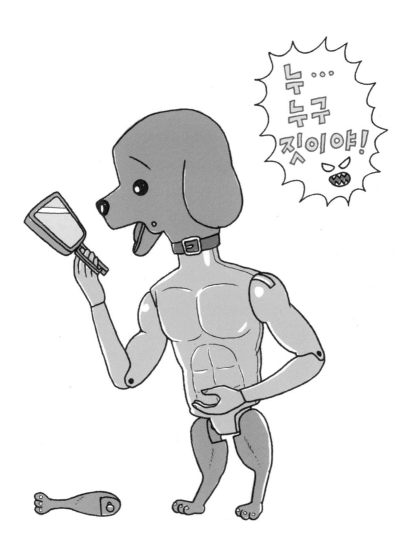

기 위해 어떤 항응고제를 어떻게 처리할 것인가 등에 대하여 수많은 연구를 했습니다.

　심장 이식에 대해 가장 열정적으로 연구한 데미코프가 성공에 이르지 못한 한 가지 이유는 면역학이 발전하지 않았던 시기였기 때문입니다. 오늘날에는 이식 수술의 성공 여부를 결정하는 가장 중요한 조건이 면역학적으로 공여되는 장기가 받은 사람의 면역 형질과 적합한지 아닌지라는 사실을 알지만, 이 사실을 몰랐던 그는 면역학적 적합성에 관계없이 연구했으므로 실패 확률이 높을 수밖에 없었습니다. 1960년이 되어서야 데미코프의 연구 업적이 세계적으로 알려지기 시작하면서 그의 연구 결과에 관심을 가진 바너드는 연구실을 직접 방문하여 지식을 얻기도 했습니다.

　그 외에도 바너드의 미국 유학 시절에 스승이었던 슘웨이가 개의 심장 이식 수술에서 5년 이상 생존하는 결과를 얻은 것을 비롯하여 이미 여러 선구자들이 심장 이식 수술에 대해 연구하고 있었습니다. 그러므로 바너드에게는 다른 연구 팀들이 얻은 중요한 정보를 습득하는 일도 중요했습니다. 콩팥을 시작으로 이식 수술이 성공하기 시작하면서 이식 수술 과정에서 발생하는 일반적인 문제들, 즉 이식된 장기를 받아들이지 못하는 거부 반응이나 이차 감염 등을 예방하고 해결하는 일이 가능해졌습니다. 이제 심장이 지닌 특성을 알아내어 이식 수술에서 발생할 수 있는 문제점을 해결하기만 하면 성공할 것이라는 기대가 높아지는 상황이었습니다.

슘웨이는 어떻게 혈관을 묶는 것이 생존 확률을 높이는지와 공여되는 심장을 이식하기 전까지 어떻게 보존하는 것이 좋은가에 대해 좋은 연구 결과를 얻었습니다. 예를 들면 공여되는 심장은 4도 생리 식염수에 5분간 보관하면 심장 근육의 온도가 15도 이하로 떨어지지만 수술 성공에는 아무 문제가 없다는 사실입니다. 개의 심장을 이식하는 수술에서 이식된 심장이 정상적으로 혈액을 순환시킬 수 있는 확률이 점점 높아지자 1967년 초에 슘웨이는 조만간 심장 이식 수술이 성공해도 놀랄 것이 없다는 이야기를 했습니다.

그리고 결과적으로 그해가 다 가기 전에 바너드가 앞서 소개한 바와 같이 심장 이식 수술에 성공한 것입니다. 물론 바너드도 성공하기에 앞서 가장 생존율이 높은 심장 이식 수술법을 찾기 위해 50마리 이상의 개를 대상으로 실험을 했으니 세상을 바꿀 만한 위대한 업적은 한순간에 이루어지지 않음을 쉽게 알 수 있습니다.

# 18일 만에
# 세상을 떠났는데

# 성공이라고?

의학 역사에 있어서 심장 이식 수술을 최초로 성공한 사람으로 기록된 크리스티안 바너드는 1922년 남아프리카 공화국 케이프 주에서 네덜란드 출신 선교사의 아들로 태어났습니다. 1945년에 케이프타운 의과 대학을 졸업한 그는 그루테 슈어 병원에서 인턴과 전공의 과정을 마쳤습니다. 그 후 고향인 케이프 주에서 일반의로 일하다가 1951년부터 그루테 슈어 병원에서 결핵에 의한 뇌수막염에 관한 연구를 진행하여 박사 학위를 받았습니다.

여기까지는 일반적인 의사가 살아온 길과 아무 차이가 없습니다. 평범한 외과 전문 의사로 살기를 원했다면 비교적 편한 인생을 누릴 수 있었겠지만 바너드는 더 깊이 있는 공부를 위해 미국으로 연수를 떠나기로 했습니다. 그가 선택한 곳은 미국 미네소타 대학 교였고, 여기에서 심장 수술의 대가인 릴레헤이와 슘웨이를 만나 흉부외과 전문 의사로서의 길을 걷게 됩니다. 1956년부터 미국에서 보낸 2년의 세월은 학자로서의 면모를 갖추는 시기였으며, 후에 "이때가 내 인생에 있어서 가장 환상적인 시기"라고 회고한 바 있습니다.

1958년에 모국으로 돌아온 바너드는 케이프타운 대학교 그루테 슈어 병원에서 흉부외과 전문의로 일하기 시작했습니다. 심장은 잘못 건드리면 생명을 잃을 수 있을 만큼 인체에서 중요하고도 다루기 힘든 장기입니다. 수술을 통해 심장의 이상을 바로잡는다는 것은 죽어 가는 사람을 살려 내는 것에 필적할 만큼 큰일이므로 수술 성공률이 높아지면서 그는 곧 명성을 얻기 시작했습니다.

바너드는 밀려드는 환자를 보느라 바쁜 와중에도 계속해서 새로운 지식을 습득하기 위해 노력했고, 데미코프의 논문을 접한 후에는 남아프리카 공화국에서 러시아까지 장거리 여행도 마다하지 않고 찾아갔습니다. 심장 이식 수술이라는 목표에 도움이 될 만한 일이라면 무엇이든 준비해 나간 것이 1967년에 최초로 심장 이식 수술을 성공하게 된 원동력이 되었지요.

바너드가 처음으로 성공한 심장 이식 수술에서 심장을 공여받은 환자는 거부 반응을 방지하기 위한 약을 투여받으면서 점점 상태가 호전되었습니다. 심장이 전혀 기능을 못하던 심부전 상태를 벗어나 점차로 혈액을 순환시키는 기능을 찾아간 것입니다. 심부전이 사라지니 몸의 다른 이상도 점점 정상을 찾아갔습니다. 그런데 과연 이 환자는 얼마나 오래 살았을까요?

결과적으로 환자는 수술 후 18일 만에 세상을 떠났습니다. 18일밖에 살지 못한 것을 두고 성공이라고 할 수 있느냐고 말할 수도 있겠지만 전 세계적으로 이를 성공이라 인정하는 것은 공여받은 심장이 환자의 몸에서 혈액 순환이 가능하도록 제 기능을 잘했기 때문입니다. 이 환자는 심장이 기능을 못하여 혈액을 온몸으로 보내지 못하는 심부전 상태였지만, 공여받은 심장은 혈액을 온몸으로 잘 보내 주었으므로 성공으로 여기는 것입니다.

환자가 18일밖에 살지 못한 것은 폐렴에 의해 폐가 못 쓰게 되었기 때문입니다. 이식 수술의 실패 요인 중 가장 중요한 것은 환자의 몸이 이식한 장기를 거부하는 반응이 일어나는 것입니다. 이식 거부 반응을 해소하기 위한 가장 좋은 방법은 면역 반응의 하나인 거부 반응이 일어나지 못하도록 면역 억제제를 투여하는 것입니다. 문제는 면역 억제제를 투여하면 이식의 성공에는 도움이 되지만 면역 기능이 약화되어 다른 문제가 생길 수 있다는 것입니다. 인류 역사상 처음으로 심장을 이식받은 이 환자가 폐렴에 걸

주니어 대학

린 것도 이식 수술 후 거부 반응을 방지하려고 투여한 면역 억제제에 의해 면역이 약화된 상태에서 폐에 염증을 일으키는 병원균이 침입했기 때문입니다.

바너드의 첫 심장 이식 수술 시행 3일 후인 12월 6일, 미국 뉴욕의 마이모니데스 병원에서도 심장 이식 수술이 시행되었습니다. 그러나 수술 후 6시간 만에 심장을 공여받은 환자가 사망하고 말았습니다. 그리고 이듬해 1월 2일, 바너드는 두 번째 심장 이식 수술을 시행하였습니다. 뇌출혈로 살 가망이 없는 24세 청년의 심장을 58세 치과 의사에게 이식하는 수술이었습니다. 이 환자는 수술 후 극적으로 상태가 좋아졌습니다. 호흡이 곤란하여 제대로 움직이지도 못하던 사람이 수영과 운전을 하는 등 일상생활이 가능해진 것입니다. 앞으로 진행될 심장 이식 수술이 성공적일 것이라는 기대를 가지게 할 정도로 상태가 좋았으나 환자는 결과적으로 593일 만에 세상을 떠나고 말았습니다. 면역 억제제인 스테로이드 장기 복용에 의한 부작용으로 갑자기 거부 반응이 나타났기 때문입니다.

바너드의 성공 이후 심장 이식 수술에 기술적인 어려움은 더이상 없었습니다. 그러나 수술 후 사용하는 면역 억제제로 인해 면역력이 약화되는 것이 계속 문제가 되었습니다. 오늘날에는 심장 이식 수술의 성공률이 90퍼센트에 이를 정도로 향상되었고,

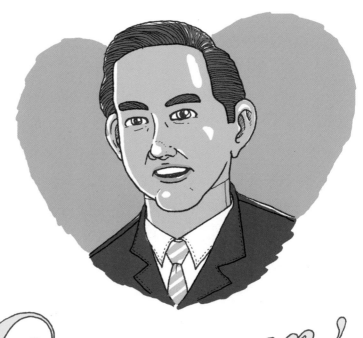

Christiaan
1922-2001
Barnard

심장 이식 수술을 받은 환자가 5년 이상 생존할 확률도 70퍼센트를 넘어설 정도가 되었습니다.

이렇게 성공률이 높아질 수 있었던 것은 사이클로스포린이라는 새로운 면역 억제제가 개발된 덕분입니다. 1972년에 처음 합성되어 각종 시험을 거친 이 약은 1980년에 처음으로 콩팥 이식 수술에 쓰였습니다. 여기서 좋은 효과를 보임으로써 그 후 이식 수술에 널리 이용됩니다.

여기서 중요한 것은 위대한 업적이 탄생하려면 제반 여건이 갖추어져야 한다는 것입니다. 이식 수술에서 발생할 수 있는 거부 반응을 방지하려면 좋은 면역 억제제가 필요하고, 면역 억제제에 의해 면역 기능이 약화되었을 때 이 틈을 노려 침입하는 병원성 미생물을 막기 위한 무균실이 잘 준비되어야 합니다. 또 침입한 미생물로 인해 인체에 질병이 생기지 않도록 좋은 항균제와 항바이러스제가 개발되어야 합니다.

이 모든 것들을 혼자 연구할 수는 없으니 내가 훌륭한 업적을 이루기 위해서는 같은 분야에서 일하는 분들과 정보를 공유하면서 좋은 관계를 유지해야 합니다. 오늘날처럼 세상의 모든 지식이 복잡다단해진 사회에서는 나 홀로 세상을 바꿀 훌륭한 업적을 이루기가 불가능하기에 서로 도움을 받고 도움을 주어야 하는 협력이 필수입니다.

바너드는 1967년의 심장 이식 수술 후에도 성공 확률을 더 높이기 위한 수술법을 개발하기 위해 연구에 열중하여 장기의 보존, 혈압 유지를 위한 혈관 묶는 법 등에서 새로운 지식을 얻는 데 큰 역할을 했습니다.

류머티즘성 관절염에 의한 통증으로 더 이상 수술을 할 수 없게 되자 바너드는 1983년 임상 의사에서 은퇴하여 미국, 스위스, 오스트리아 등지에서 항노화와 같은 기초 의학 연구를 계속하다 2001년에 세상을 떠났습니다.

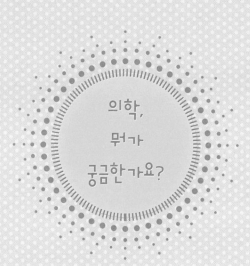

## 3부

의학,
뭐가
궁금한가요?

# 01

## 환자를
## 직접 만나지 않는
## 임상 의사도 있나요?

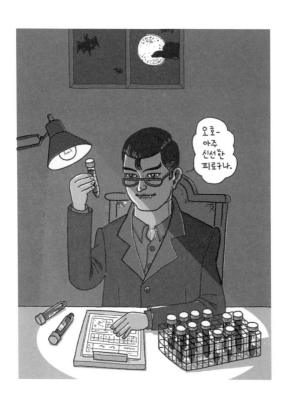

임상 의사들 중에는 환자를 직접 만나지 않는 사람도 많습니다. 몸에 이상이 있어서 병원에서 수술을 받는 경우, 수술을 시작하려면 우선 마취를 해야 합니다. 이때 마취를 담당하는 의사는 의사 자격을 획득한 후 4년 이상 마취과학을 전문적으로 공부한 마취과 전문 의사입니다.

몸에 이상이 있는지 확인하려고 소변이나 피를 소량 채취하여 검사하는 경우도 있습니다. 이런 과정을 담당하는 사람을 임상 병리사라고 합니다. 검사 결과를 분석하여 의학적으로 어떤 이상이 있으며, 진단명이 무엇인지에 대해 담당 의사에게 조언해 주는 일은 진단 검사 의학 전문 의사가 맡습니다. 겉으로 보거나 본인이 느끼기에 아무 이상이 없는 경우에도 피나 소변과 같은 검체에 들어 있는 성분을 분석해 봄으로써 그 검체의 주인이 이상이 있는지 없는지를 확인할 수 있습니다.

인체 내부로 엑스선을 투과하여 찍은 사진을 엑스선 사진이라 합니다. 한 장의 필름에 흰색과 검은색만으로 아주 복잡하게 나타나는 흑백 사진 하나만으로도 사진을 찍은 부위가 정상인지 아닌지, 아니라면 어떤 병이 있는지 확인할 수 있는 경우가 많습니다. 이 엑스선 사진을 판독하는 일은 영상 의학을 전문으로 공부한 의사가 합니다.

영상 의학이라는 말에서 알 수 있듯이 사람의 몸을 영상으로 볼 수 있는 방법에는 여러 가지가 있습니다. 여성이 아이를 임신했을 때 배 속에서 태아가 잘 자라고 있는지를 확인할 수 있는 초음파 영상을 비롯하여 전산화 단층 촬영, 자기 공명 영상, 양전자 단층 촬영 등 수많은 영상 방식이 개발되었고, 또 개발되는 중입니다.

여기에서 소개한 임상 의사들은 직접 환자를 만나지는 않지만 직접 환자를 대하는 의사들이 더 수준 높은 진료를 할 수 있도록 뒤에서 도와주는 역할을 합니다.

# 02

# 국제적으로 활동하는
# 의사가 되려면
# 어떻게 해야 하나요?

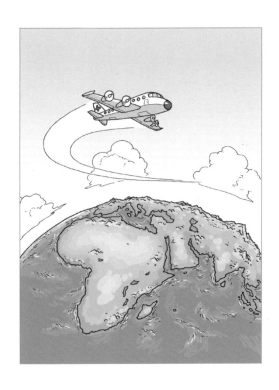

의사는 사람의 생명을 다루는 전문 직종이므로 의사로 활약하려면 의사 국가 고시에 합격해서 의사 면허증을 취득해야 합니다. 현재 우리나라에서 의사 면허를 얻기 위한 시험을 치려면 의과 대학 또는 의학 전문 대학원을 졸업해야 합니다. 의과 대학에서는 일반적으로 의예과 2년, 의학과 4년의 교육을 받고, 의학 전문 대학원에서는 의학과 4년의 교육을 받습니다.

　외국에서 의사로 활동하려면 그 나라에서 인정하는 의학 교육 기관을 졸업한 후 그 나라의 의사 면허 시험에 합격해야 합니다. 나라에 따라 다르지만 미국과 같이 우리나라 의사 면허를 인정하여 시험 응시 자격을 주는 나라도 있고, 개발 도상국 여러 나라와 같이 한국 의사라 하면 실력을 인정하여 의사로 활동을 보장해 주는 경우도 있습니다.

　국경 없는 의사회와 같이 국제적인 봉사 활동을 목적으로 하는 단체에 가입하여 활동하려면 그 단체에서 요구하는 의사의 자격을 확인해야 합니다. 전 세계 공통의 의사 면허 시험 또는 의사 자격시험은 없으며, 전 세계에서 미국이 가장 영향력이 있는 나라인 만큼 미국 의사 면허를 취득하면 전 세계 어디를 가도 의사로 활동할 수 있습니다.

　국제적인 임상 의사로 활동하고 싶다면 내가 원하는 나라에 가서 임상 의사로 개업을 하거나 그 나라의 대학 병원이나 종합 병원에 취직하는 방법이 있고, 국제 봉사 단체나 구호 단체의 일원으로 참여하여 환자를 돌볼 수도 있습니다. 외국에 나가서 그 나라를 도와주는 일을 담당하는 한국 국제 협력단(KOICA)에서 외국에 설립한 병원에 자원하여 군 복무 대신 근무할 수도 있습니다. 한국의 위상을 높이는 데 보탬이 될 것입니다.

임상 의사가 아니라면 외국의 의학 교육 기관에 가서 근무할 수도 있고, 세계 보건 기구와 같이 정책을 담당하는 기관에 취직하여 정책을 마련하고 집행하는 일을 할 수도 있습니다.

# 03

## 외국에서도
## 우리나라만큼
## 의사를 선호하나요?

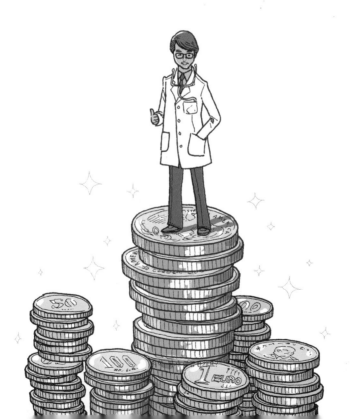

우리나라에서는 의과 대학의 인기가 높아 많은 학생들이 의대 진학을 꿈꿉니다. 그런데 의과 대학 신입생 중에는 가끔씩 의사라는 직업에 대한 사명감이나 목적의식 없이 주변 어른들의 권유에 의해 의학을 공부하기로 한 학생들이 있어서 안타까울 때가 많습니다. 의학을 전공으로 선택하는 경우 사회인이 되어 독립하기까지는 긴 세월과 많은 공부가 필요하므로 열정이 부족한 학생들은 이 과정이 괴로운 시간이 될 가능성이 높습니다.

의사가 실수를 하거나 사고를 내면 환자의 생사가 걸린 큰 문제가 발생할 수 있으므로 의사가 되기 위해 공부를 많이 해야 하는 것은 당연한 일입니다. 따라서 대학에서 대다수의 전공 과정이 4년간 교육을 받는 것과 달리 의학은 치의학, 한의학, 약학과 더불어 6년 간 교육받아야 합니다. 의학 교육을 받은 후 의사 면허 시험에 합격한 후에도 대부분은 다시 전문 과목을 결정해 수련 과정을 밟습니다. 전공의 4년의 수련 과정을 마치고 내과, 외과, 소아청소년과와 같은 자신의 전문 과목을 진료할 수 있는 전문의가 된 후에 사회에서 활동하는 것이 보통입니다.

독립적으로 일하기까지 이렇게 긴 시간이 걸리는 데도 의사의 길을 선택하는 까닭은 의학에 대한 열정이 있고 의사가 되면 경제적인 성취도가 다른 직종보다 평균적으로 높으리라는 기대가 있기 때문일 것입니다. 이러한 기대가 틀렸다고는 할 수 없지만 사회에서는 경쟁이 필수인 만큼 모든 의사가 윤택한 삶을 누리는 게 아니라 의사들 사이의 경쟁에서 승리하는 사람만이 자신의 기대에 맞는 삶을 살 수가 있습니다. 따라서 긴 시간에 걸쳐 의학을 공부하는 동안 자신이 사회에서 성공할 수 있는 역량을 갖추기 위해 노력해야 합니다.

자본주의가 발달된 나라에서는 의사들의 경제 수준이 일반인들보다는 높은 편입니다. 사람의 생명을 다루는 직업이니 자신의 직업에 자부심을 가져야 하고, 응급 상황에 대처하기 위해 수시로 대기해야 하며, 교육 기간이 길어서 사회 활동을 시작하는 시기가 타 직종보다 늦는 경우가 많기 때문입니다. 따라서 미국을 비롯하여 많은 나라에서 우수하다는 이야기를 듣는 청소년들이 의학을 선택하고 의사에 대한 대우도 좋은 편입니다.

그러나 의료 제도는 나라마다 큰 차이가 있으며, 영국의 경우에는 의사의 신분이 공무원과 비슷하므로 선호도가 다른 선진국만큼 크게 높은 편은 아닙니다. 경제적으로 덜 발전한 쿠바의 경우 의료 수준은 꽤 높지만 의사에 대한 대우는 좋지 않습니다. 그렇지만 의사를 대하는 눈이 선진국과는 달라서 선호도가 높은 편입니다.

# 04

# 히포크라테스
# 선서가
# 무엇인가요?

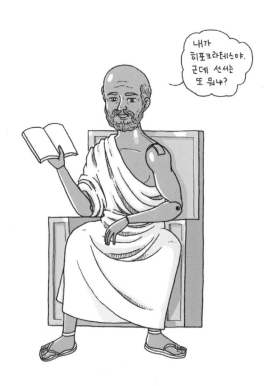

히포크라테스는 '의학의 아버지'라고 불리는 고대 그리스 의학자입니다. 히포크라테스의 가장 큰 업적은 신의 영역에 머물러 있던 의학을 인간의 영역으로 돌려놓았다는 점입니다. 히포크라테스가 나타나기 전까지 사람들은 경험적으로 상처가 나서 피가 흐르면 지혈을 하고, 통증이 있으면 진통 효과를 지닌 풀을 뜯어 먹고, 뇌에 귀신이 들어와 두통이 생긴다고 생각되면 뇌에 구멍을 뚫어 귀신을 내보내려고 시도하기는 했지만 의학에 대한 지식은 거의 없었습니다.

병에 걸리면 신이 벌을 내렸다고 판단하여 신에게 낫게 해 달라고 비는 일이 보통이었습니다. 이를 위해 여러 신전이 건축되었고, 그중에서는 아스클레피오스 신전이 인기가 높았습니다. 공기 좋고 물 좋은 곳에 신전을 지어 놓고, 목욕을 하여 몸과 마음을 정화한 다음 기도를 했으니 일상생활을 하는 것보다는 치료 효과가 좋을 수 있었을 것입니다.

히포크라테스가 활동한 시기는 고대 그리스의 황금기라 부를 만큼 각 분야의 학자들이 두각을 나타낸 시기였습니다. 이들과 교류하면서 의학에 눈을 뜬 히포크라테스는 사람의 질병이 인체 내부와 외부 환경의 부조화에 의해 생기는 것이며, 잘못된 환경을 바로잡는 것이 질병의 해결 방법이라 생각했습니다. 히포크라테스가 '의학의 아버지'라는 별명을 가지게 된 것은 후대 학자들이 그의 이론을 받아들여 적극적으로 치료에 임한 결과, 이전보다 질병 해결에 도움이 되었기 때문입니다.

　그를 따른 후대 학자들은 수백 년에 걸쳐 그의 주장을 정리하고 의학을 연구한 후 『히포크라테스 전집』이라는 방대한 의학서를 완성했고, 의학에 대한 그의 생각을 담아 '히포크라테스 선서'를 만들었습니다. 두 가지 모두 그의 이름을 땄지만 사실은 후대 학자들이 첨삭을 더해 가며 오랜 세월에 걸쳐 만든 것입니다.

　히포크라테스 선서는 의사로 활동하기에 앞서 어떤 의사로 살아갈지를 다짐하는 행동 강령이자 윤리 지침이라 할 수 있습니다. 1804년에 프랑스 몽펠리에 의과 대학에서 졸업생들이 히포크라테스 선서를 한 후 세계 여러 의과 대학 졸업식에서 히포크라테스 선서를 하는 풍습이 생겨났습니다. 그런데 길이가 너무 길고, 앞뒤에 모순된 내용도 들어 있으므로 1948년 세계 의사회에서 열한 문장으로 구성된 현재의 히포크라테스 선서를 제정하였습니다. 히포크라테스 선서는 오늘날 전 세계 많은 의과 대학에서 졸업생들의 선서로 이용되고 있습니다.

# 05

# 내과와
# 외과는
# 어떻게 다른가요?

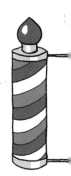

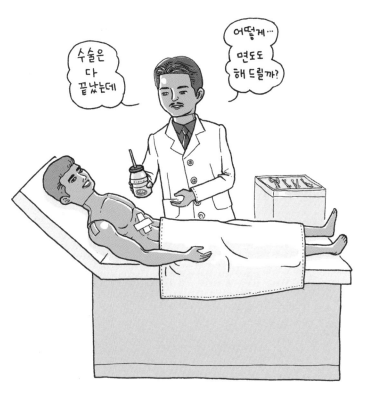

환자를 직접 대하는 임상 의학은 크게 내과와 외과로 나눌 수 있습니다. 가장 간단히 이 둘을 구별하는 방법은 치료를 위해 칼을 사용하는가 아닌가 하는 것입니다. 외과는 문제를 해결하기 위해 몸의 외부에서 칼로 시술을 하는 과목이고, 내과는 몸의 내부로 약을 투여하여 해결하는 과목입니다.

　이미 신석기 시대 유적에 수술 흔적이 남아 있기는 하지만 역사적으로 의사라는 직업은 몸에 생긴 이상을 해결하기 위해 약초를 사용하는 것이 주된 일이었습니다. 오늘날의 시각으로 보면 당시의 의사는 내과 의사를 의미한다고 할 수 있겠지요.

　히포크라테스나 갈레노스가 외과에 대한 내용을 일부 남기기도 했으나 중세를 지나 근대에 이르기까지 의학의 주류는 내과였고, 큰 상처를 치료하는 외과 의사는 내과 의사를 보조하는 역할에 불과했습니다.

　13세기 말부터 인문주의 운동이 일어나고 인체 해부가 가능해지자 평소에 칼을 다룬 적 없던 의사들은 해부를 위해 매일 칼을 다루는 이발사들의 도움을 받게 됩니다. 이때 이발사들은 외과 의사의 역할을 겸하고 동업자 조합인 길드를 형성하면서 전보다 더 큰 역할을 맡기도 했습니다. 이발소의 삼색등에서 빨간색, 파란색, 흰색은 각각 동맥, 정맥, 붕대를 의미하는 데 이것도 이발사와 외과 의사의 가까운 관계를 보여 주는 예입니다.

16세기에 베살리우스가 사람의 몸을 직접 해부하여 해부학 지식을 한층 끌어올리고 있을 때, 훗날 '외과학의 아버지'로 이름을 날리게 될 파레는 전쟁터를 돌아다니며 외상 입은 환자를 치료하면서 많은 지식을 쌓았습니다. 베살리우스의 해부학은 외과학 발전에 큰 도움이 되었고, 파레의 외과학은 이전까지 이발사들이 하던 외과 의술을 의학의 깊은 지식을 필요로 하는 학문으로 탄생하게 했습니다. 이때부터 의학을 교육하는 기관에서는 내과학과 외과학을 함께 가르치게 되었으며, 외과 의사가 되기 위해서는 실전 경험에 앞서 의학 지식을 쌓아야 하는 식으로 의학 교육이 바뀌었습니다.

오늘날에는 내시경으로 몸 안을 들여다본 내과 의사가 이상을 발견하면 직접 절제를 하기도 하므로 칼 사용 여부로 내과와 외과를 구분하는 것은 아무 의미가 없게 되었습니다. 또한 의학이 발전하면서 점점 과목간 경계가 불명확한 부분이 발생하고 있습니다. 그래도 관례적으로는 지금도 몸 바깥에서 칼을 사용하는 과목을 외과, 약으로 해결하고 처리를 하더라도 내시경 칼 이외의 칼은 사용하지 않는 과목을 내과라 구분합니다.

# 06

## 의학이 계속 발전하면
## 죽지 않을 수도
## 있을까요?

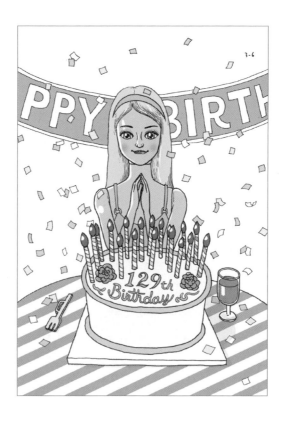

우리나라 국민의 평균 수명은 1970년에 61.9세였다가 2008년에 80.1세로 늘어났으니 약 2년에 1세씩 늘어난 셈입니다. 이제 우리나라는 고령화 사회(65세 이상의 인구가 전체 인구의 7퍼센트 이상인 사회)를 넘어서 초고령 사회(65세 이상의 인구가 전체 인구의 20퍼센트 이상인 사회)를 향해 나아가고 있습니다. 이대로 가다가는 이 책을 읽는 독자들의 평균 수명이 120세를 넘지 않을까 하는 생각이 들기도 합니다.

각자가 건강에 대해 관심을 가지고 건강한 생활을 유지하기 위해 노력하고, 혹시 문제가 생길 경우 눈부시게 발전한 현대 의학의 도움을 받는다면 계속해서 수명이 조금씩이라도 늘어날 수는 있을 것입니다. 그런데 수명보다 더 중요하게 생각해야 하는 것은 건강 수명입니다. 건강 수명은 일생 중 건강하게 지낸 기간이 얼마인가를 가리키는 것입니다.

요즈음은 환자의 상태가 아무리 나쁘더라도 심장 박동기를 붙여서 심장을 뛰게 할 수도 있고, 호흡기를 설치하여 숨을 쉬게 할 수도 있습니다. 자신의 힘이건 기계의 힘이건 상관없이 심장이 뛰고 호흡이 가능하다면 생명은 살아 있는 것이고, 설사 뇌사 상태라 하더라도 수명에는 포함이 됩니다. 그런데 이와 같이 생명을 연장하는 것은 본인에게 아무 도움이 되지 못하고, 주변 사람들에게는 안타까움만 주게 될 것입니다.

건강 수명의 연장은 의학이 꿈꾸는 일이기는 하지만 인간의 수명이 무한대로 늘어날 수는 없습니다. 생명체는 나이에 따라 할 일이 정해져 있고, 그 시기를 넘기면 후손에게 세상을 넘겨주고 떠나야 하는 것이 자연의 섭리이기 때문입니다.

　사람의 세포에 들어 있는 텔로미어는 나이가 들수록 짧아지는데 이게 짧아지지 않으면 그 세포는 암세포로 바뀌게 됩니다. 그러므로 텔로미어가 짧아져서 세상을 떠나지 않는다면 암세포가 자라서 생명을 잃게 되니 아무리 의학이 발전한다 해도 인간이 영원히 살 수는 없습니다.

# 07

## 암, 당뇨, 치매는
## 유전인가요?

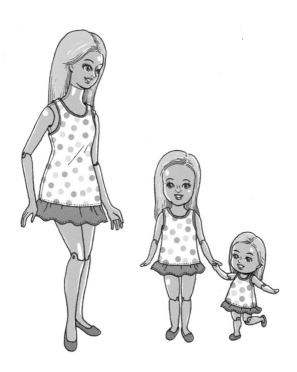

부모의 형질이 자손에게 전해지는 현상을 유전이라고 합니다. 어떤 질병이나 현상이 유전인지 아닌지를 판단하는 일이 그리 어렵지 않게 여겨질 수도 있지만 실제로는 유전인지 아닌지를 판단하기가 무척 어려운 경우가 많습니다.

색맹, 혈우병, 키 등이 유전이라는 건 이미 알고 있을 겁니다. 그런데 키가 클 수 있는 유전 형질을 지닌 아기에게 굶어 죽지 않을 정도로만 음식을 준다면 이 아기는 장차 키가 클 수 있을까요? 색맹이나 혈우병은 태어날 때부터 유전자형에 의해 표현형이 결정 난 상태이므로 유전을 확실히 인지할 수 있지만 키는 유전자형이 아직 표현되지 않은 상태로 태어납니다. 그러므로 자라나는 과정에서 키와 관련된 다른 여러 요소들이 충분히 공급되지 못하면 키가 클 수 있는 유전자형을 지니더라도 결국에는 작은 키일 수 있습니다. 그러므로 유전이나 아니냐를 판단하려면 부모로부터 자식에게 유전으로 전해진 형질이 언제 어떻게 발현되는지를 알아내야 합니다.

색맹이나 혈우병과 같이 유전자의 이상으로 이미 병이 발생한 상태로 태어나면 유전이라고 확실히 이야기할 수 있습니다. 그러나 암, 당뇨, 치매와 같은 만성 질환은 태어나서 이 병이 발생할 때까지 긴 시간이 걸리고, 그동안 얼마나 몸을 잘 관리하느냐에 따라 병이 생길 수도 있고 그렇지 않을 수도 있습니다. 유전자형만으

주니어 대학

로 질병이 결정되는 것이 아니라 환경 요인이 질병 형성 과정의 일부를 담당하기 때문입니다.

암도 종류에 따라서 망막 모세포종처럼 유전적 성향이 상대적으로 큰 암이 있고, 폐암이나 위암과 같이 환경 요인이 유전 요인보다 더 큰 경우가 있습니다.

특정 질병이 아직 발생하지 않은 상태라면 그 질병을 일으키는 유전자를 가지고 있느냐 아니냐를 따지는 것은 관건이 아닙니다. 그보다는 유전 요인이 있다 하더라도 환경 요인을 잘 조절하여 질병이 생기지 않도록 하는 것이 중요합니다.

# 08

# 안락사는
# 무엇인가요?

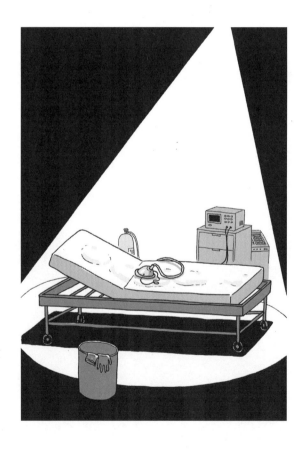

암으로 고통받는 환자가 있습니다. 긴 투병에 지친 환자는 이미 4개월 전에 치료를 그만두고 자기를 내버려 달라고 요구했으며, 지금은 의사소통도 힘든 상태입니다. 최근에는 호흡 능력이 나빠져 인공 호흡기를 달았으며, 폐에서도 암세포가 덩어리를 이룬 것이 발견되었습니다. 의사의 판단으로는 앞으로 한 달을 채 넘기지 못할 듯한데, 과연 환자에 대한 치료를 계속하는 것이 현명한 일일까요?

아무리 인간의 생명이 존엄하다 해도 이와 같이 고통만 안고 살아가는 것은 본인이나 주변 사람들에게 아주 힘든 일이 될 테니 차라리 세상을 떠나게 내버려 두는 것이 더 낫겠다는 생각을 할 수 있습니다. 그런데 안락사에도 여러 가지 상황이 벌어질 수 있고, 다양한 의견이 있을 수 있습니다. 위의 환자를 대상으로 다음과 같은 조치를 취하고자 할 때 여러분이라면 어떤 선택을 하겠습니까?

1) 필요한 의학적 조치는 취하지만 호흡이나 심장 박동이 멈출 경우는 심폐 소생술을 하지 않고 세상을 떠나게 내버려 둔다.
2) 의학적으로 더 이상 어떤 처치도 하지 않고 세상을 떠날 때까지 내버려 둔다.
3) 의학적으로 더 이상 처치를 하지 않는 것은 물론 사용 중인

인공 호흡기도 떼어 내어 빨리 세상을 떠날 수 있게 한다.

4) 다량의 수면제를 투여해서 당장 세상을 떠날 수 있게 한다.

1)은 생명을 단축시키지 않는 행위입니다. 심폐 소생술을 한다 해도 환자가 살아날 가능성은 지극히 낮으며, 살아나더라도 얼마 후 세상을 떠날 것이므로 아무 문제가 발생하지 않습니다. 의학적으로 처리하느냐 마느냐에 상관없이 환자의 예후는 큰 차이가 없을 테니 2)도 별 문제가 안 됩니다.

3)과 4)는 환자의 수명을 줄이는 행위이기 때문에 문제가 됩니다. 3)의 경우는 그나마 소극적이라 할 수 있지만 4)의 경우는 적극적이라 할 수 있습니다. 어차피 생명 보존이 무의미하고 현재 고통을 받는 것이 문제라면 3), 4) 모두 선택이 가능해 보입니다. 그런데 경제적 이권이 걸려 있는 상황이라면 살인과 안락사를 구별하기 어려운 경우가 생길 수 있습니다. 우리나라에서는 안락사를 허용하지 않지만 3)의 경우는 법의 인정을 받은 적이 있습니다. 2009년에 대법원에서 역사상 처음으로 무의미한 연명 치료를 중단할 수 있다는 판결을 내린 것입니다. 그러나 4)는 현재 국내법상 허용되지 않으며, 살인에 해당합니다.

안락사를 결정할 때 누가 치료 중단을 결정한 것인가는 중요한 요인 중 하나입니다. 본인은 죽을 의사가 없지만, 살아날 확률이 낮고 치료비가 많이 든다는 이유로 가족들이 결정하는 것도 문제이고, 살아날 확률은 없는 상태에서 가족들은 천문학적 치료비를 대느라 파산 상태인데도 환자가 "나를 절대로 안락사시키지 마라."는 유언을 남겨 놓았다면 그것도 문제입니다.

우리나라는 지금까지 안락사를 허용하지 않다가 최근에 지극히 좁은 범위에서 허용하려는 움직임이 일어나고 있습니다.

# 09

# 인체 실험이란
# 무엇인가요?

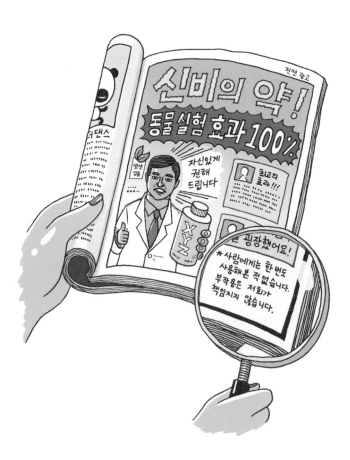

여러분이 환자가 되어 병원에 입원했다고 가정해 봅시다. 별일 아닌 걸로 생각했는데 의외로 상태가 쉽게 좋아지지 않아서 약간 불안해질 때 의사가 새로운 약을 써 보자고 합니다. 의사가 동물 실험에서 100퍼센트의 효과를 보여 준 약이라고 하기에 사람에게 는 어떤 결과를 얻었는지 물었더니 "아직 한 번도 사용해 본 적이 없습니다."라고 할 경우, 여러분이라면 선뜻 사용해 보자고 할 수 있나요? 그렇다고 모든 사람이 한 번도 사용해 보지 않은 약이라 서 사용하기 싫다고 한다면 새로운 약이 개발될 수 있을까요?

대학 병원에 입원하는 환자들은 의과 대학생들의 실습 대상이 되기 위해 입원한 게 아닙니다. 그러나 모든 환자들이 실습 대상이 되어 주지 않는다면 갓 의사 면허를 얻은 의사들의 실력에 문제가 생길 수 있습니다. 이와 같은 문제를 해결하기 위해 의과 대학생들 은 마네킹을 이용한 시뮬레이션 교육을 많이 받습니다. 그러나 환 자들이 환자를 직접 만나 보지 않고 시뮬레이션 교육만으로 의사 면허를 받은 의사에게 치료받기를 원하지는 않을 것입니다.

현대 의학에서 인체 실험을 하지 않은 새로운 약이나 의료 기기 가 제품이 되어 시장에 나오는 일은 없습니다. 새로운 제품을 개 발하려면 식품 의약품 안전청의 허가를 받은 후 정형화된 개발 프로그램을 준수해야 합니다. 이 과정은 시간과 비용과 노력이 많 이 드는 과정이며, 인체를 이용한 임상 시험이 필수로 요구됩니다.

임상 시험에 참여하는 사람들은 부작용이 발생하거나 마음이 바뀌면 언제라도 임상 시험에서 빠질 수 있으며, 조그마한 부작용이라도 놓치지 않기 위해 의료진의 통제를 받아야 합니다. 이미 전 세계 여러 나라에서 임상 시험이 끝나고 좋은 결과를 얻은 약이라 해도 우리나라 사람에게는 부작용이 생길 수 있으므로 임상 시험을 또 하는 경우도 있습니다.

자신의 몸을 연구 대상으로 사용한다는 일이 기분 상 꺼림칙하기는 해도 엄격한 통제 하에 이루어지는 것인 만큼 내용을 충실히 파악하고 임한다면 비교적 안전하게 시험에 참여할 수 있습니다. 실제로 전국 각지의 병원에서는 끊임없이 임상 시험이 이루어지고 있습니다.

제2차 세계 대전 때 일본군 731부대는 의학 지식을 얻으려고 포로들을 대상으로 지극히 비윤리적이고 악질적인 인체 실험을 자행함으로써 지금까지도 지탄의 대상이 되고 있습니다. 그러나 인체를 이용한 현대의 임상 시험은 엄격한 관리 지침에 따라 이루어지며, 의학 발전에 필수 불가결한 것이라 할 수 있습니다.

# 10

## 환자의 경제적 능력에 따라
## 의사가 다른 처방을 하는
## 경우가 있나요?

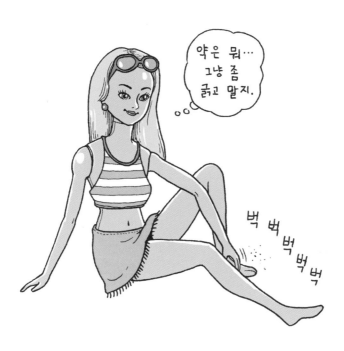

발가락 사이가 간지러우면서 피부가 떨어져 나가는 현상이 생겨 피부과를 방문했다고 가정해 보겠습니다. 그 부위를 보는 순간 의사는 이미 병명을 알았겠지만 그래도 확인을 위해 피부를 살살 긁은 후 현미경으로 떨어져 나온 세포를 들여다보았습니다. 그러고는 확신을 가지고 환자에게 이야기합니다. "무좀입니다. 걱정 마시고 약만 잘 바르시면 됩니다."

처방전을 들고 약국에 가서 약을 받는데 약값이 다른 무좀 환자보다 훨씬 많이 나온 경우 어떤 생각이 들까요?

가: 나는 형편도 좋지 않은데 의사가 왜 내게는 비싼 약을 준 거지? 기분 나쁘게.
나: 진료 후에 처방받은 약은 보험 처리가 되니까 약값이 비싸다는 건 보험 혜택을 많이 받았다는 뜻이니 기분이 좋군!

무좀의 치료약은 가격이 다양한데 비싼 것이 잘 나을 가능성이 높겠지만 무좀을 일으키는 곰팡이는 여러 종류가 있으므로 어떤 약이 잘 들을 것인지는 치료를 시작해 보기 전에는 알 수가 없습니다. 비싼 약을 쓰면 치료 가능성이 80퍼센트이고, 가격이 4분의 1밖에 안 되는 싼 약을 쓰면 치료 가능성이 70퍼센트라고 할 때, 의사가 형편이 좋은 사람에게는 얼마든지 비싼 약을 권해도 되겠지만 아주 가난한 사람에게는 무좀처럼 심각하지 않은 병이라면 치료 가능성이 10퍼센트쯤 낮은 싼 약을 권하는 게 현명한 처방일 것입니다. 물론 설명을 성실하게 해 준 다음 최종 결정은 환자가 내리게 해야겠지요. 무좀약은 종류가 많으므로 한 가지 약을 사용해서 낫지 않으면 새로운 걸로 바꾸면 그만입니다. 의사가 환자에게 "나는 질병을 고쳐 주기만 할 뿐입니다. 가격에 대해서는 내게 이야기하지 마세요."라는 식으로 말하는 건 의사로서의 도리를 다했다고 보기가 힘들 것입니다.

우리나라에서는 전 국민 의료 보험이 실시되고 있지만 환자가 병원에서 쓴 돈을 100퍼센트 보상해 주는 건 아니고, 환자의 자기 부담금이란 게 있어서 일부는 환자가 지불해야 합니다. 보험인데 왜 100퍼센트 보상을 안 해 주느냐고 생각할 수도 있겠습니다. 하지만 100퍼센트 보장을 받는다면 환자가 이것저것 다 해 보려는 심리가 발동할 것입니다. 결국 별 필요 없이 진료를 하는 건수가 많아지고 보험료가 지금보다 몇 배로 올라가게 됩니다. 환자가 의료 비용에서 일정한 금액을 내야 한다는 점을 생각해 보면 의사가 지식과 기술만으로 환자를 봐서는 안 되고 환자의 개인 사정을 고려해야 한다는 점을 쉽게 이해할 것입니다.